나는 현명한 흡연자가 되기로 했다

흡연자가 꼭 지켜야 할 생활 습관

나는 현명한 흡연자가 되기로 했다

가정의학전문의 **김관욱** 지음

애플북스

기회는 항상 우연히 다가온다.

　흡연자를 위한 책을 써보자는 출간 제의를 받았을 땐 이것이 기회일 거라고는 생각지도 못했다. 오히려 담배회사의 기록들을 추적하면서 흡연을 미화하려는 그들의 자료를 보며 쓴웃음을 짓던 느낌이 먼저 떠올랐다. 흡연자를 위한 책이라니, 도대체 무슨 생각으로 그런 생각을 했는지 궁금, 아니 의아하기조차 했다. 금연은 애초에 불가능하니 포기하고 최소한 건강하게 흡연하는 법이라도 알려주란 말인지 헛웃음만 나왔다. 금연 업계에 종사하는 사람들이 내용은 보지 않고 책 제목만 본다면 화부터 낼 것이 눈앞에 선했다.

　그럼 왜 내 무덤 파는 일을 하려 했던 것일까? 그것부터 짚고 넘어가야겠다. 이에 대한 설명 없이는 이 책이 읽는 사람에 따라 왜곡될 가능성이 크기 때문이다.

고백하지만 나부터도 편집자와의 첫 대화에서 온갖 부정적인 질문세례로 공격을 퍼부었다. 편집자는 나에게 긴 답변서를 보냈고 그 답변서에 쓰인 문장을 보고 나서야 난 완전히 마음을 고쳐 먹을 수 있었다.

"흡연자도 건강한 삶을 추구할 권리가 있습니다."

난 담배회사가 싫다. 그 이유를 설명하라고 하면 책 한 권도 모자를 것이다. 그런데 자칫 담배회사가 쌍수를 들고 반길 위험이 다분한 책을 쓴다는 것은 매우 조심스러웠다. 하지만 어쩔 수 없이 흡연을 지속하는, 소위 생계형 흡연자들에게 "금연이 최우선입니다"를 반복해봐야 자괴감만 키울 뿐 전혀 도움이 되지 않는다는 것을 나는 무수한 경험을 통해 잘 알고 있다. 그런데 지금까지 이런 쳇바퀴 도는 순환 고리 속에 빠져 두 손 두 발 놓고 담배를 못 끊고 안타까워하는 흡연자의 등만 멀리서 지켜보고 있었다. 그 사람들인들 건강에 대한, 행복에 대한 소망이 없겠는가. 편집자의 말이 백번 옳다. 흡연자도 건강한 삶을 추구할 권리가 있다! 편집자의 진심 어린 답변은 나의 무기력함과 편협함을 깨우치는 계기가 되었다. 그래서 이제라도 흡연자들에게 도움이 될 수 있는 것을 찾아보기로 마음먹었다.

공부를 살하기 위해선 우선 의자에 앉아 있는 습관부터 들여야 한다. 금연도 그렇지 않을까 싶다. 건강한 습관이 조금씩 몸에 붙어야 결국 끈질긴 흡연 습관에서 벗어날 준비를 할 수 있지 않겠는가. 고기도 먹어본 사람이 그 맛을 안다고 했다. 담배를 완전히 끊지 못하더라도 몸이 가벼워짐을 느끼고, 잠을 자고 일어나면 몸이 개운해지는 느낌이 드는, 소위 일상에서 '건강'이라는 단어를 체험할 기회가 조금씩 늘어가기 시작한다면 자괴감은 자신감으로, 그리고 궁극에는 흡연도 아쉬울 것 없는 날이 올지 누가 알겠는가.

이 책은 흡연자들이 일상의 답답함으로부터 벗어나 조금이라도 희망을 갖기를 바라는 마음으로 기획했다. 건강을 찾아 인터넷과 서점을 기웃거릴 흡연자들의 수고를 조금이나마 덜어주고자 그동안 나온 자료와 도움이 될 만한 연구 결과들을 대신해서 정리한 것이다.

사회는 하지 말라는 것투성이다. 그리고 한편으론 하라는 것투성이다. 아마 남녀노소를 불문하고 누구에게나 해당될 것이다. 미국의 사회학자 어빙 고프먼Erving Goffman은 인생을 연극에 비유했다. 현대인은 무대 앞에 서 있는 배우처럼 매 순간 자신이 처한 상황에 맞춰 그때그때 적절한 행동을 해야만 한다. 하지만 나의 짧은 소견으론 고프먼의 해석은 반만 맞고 반은 틀렸다. 오늘날 현실에선 수많은 시선이 쏠린 무대만 있을 뿐 정작 맘 놓고 쉴 무대 뒤 공간은 찾아보기 힘들다. 어느새 여가도, 건강도 일의 연장이 되어버렸으니, 정서적 식물인간이 아닌 사람이 얼마나 될까?

이 책은 건강한 척, 건강에 신경 쓰는 척 연기해야만 하는 현대인들을 위한 쉼터고자 한다. 특히 담배에 울고 웃는 사람들과 그들의 가족들에게 졸저를 바친다. 마침표!

CONTENTS

프롤로그 **4**

이 책을 읽기 전에 **12**

1장 흡연자의 에티켓

Chapter 01 _ 단 10분이면 우리 가족을 지킨다 **16**

Chapter 02 _ 멀고도 가까운 9m의 안전거리 **24**

Chapter 03 _ 흡연을 존중받기 위해 필요한 흡연구역 **29**

2장 흡연자의 밥상

Chapter 04 _ 식습관부터 점검하는 센스! 40

Chapter 05 _ 흡연자가 꼭 잡아야 할 세 가지 습관 45

Chapter 06 _ 흡연자를 위한 기본 식습관 55

Chapter 07 _ 흡연자에게 항산화제는 독이 될 수 있다 66

Chapter 08 _ 니코틴 해독 식품 믿어도 될까? 75

3장 흡연자의 운동

Chapter 09 _ 내 몸의 변화에 민감해지자 104

Chapter 10 _ 운동과 친구가 되어야 하는 이유 117

Chapter 11 _ 약해진 폐를 튼튼하게 만들자 130

Chapter 12 _ 운동으로 암을 예방하는 방법 138

4장 흡연자가 알아야 할 담배 상식

Chapter 13 _ 전자담배의 진실 혹은 거짓 144

Chapter 14 _ 저타르 담배는 덜 해롭다? 156

Chapter 15 _ 한번 흡연을 시작하면 그걸로 끝인 걸까? 164

Chapter 16 _ 흡연자들이 궁금해하는 담배 FAQ 169

5장 흡연자를 위한 금연

Chapter 17 _ 당신이 금연에 실패하는 이유 **180**

Chapter 18 _ 나는 어떤 유형의 흡연자일까? **188**

Chapter 19 _ 금연, 힘들다고 힘들게 하지 말자 **197**

Chapter 20 _ 건강한 스트레스로 담배를 줄이자 **219**

흡연자가 꼭 지켜야 할 19가지 습관 **230**

에필로그 **232**

주석 **236**

| 흡연자를 위한 TIP |

흡연자를 위한 TIP 1. 금연구역에서 살아남기 **35**

흡연자를 위한 TIP 2. 국민건강증진법 제9조 4항에 따른 금연구역 **36**

흡연자를 위한 TIP 3. 나트륨 적게 먹는 방법 **54**

흡연자를 위한 TIP 4. 간단한 폐활량 측정법 **124**

흡연자를 위한 TIP 5. 끊기 힘든 담배, 암모니아의 진실! **185**

흡연자를 위한 TIP 6. 스트레스 호르몬의 비밀! **228**

| 이 책을 읽기 전에 |

자, 그럼 이제 출발해보자.

시작은 먼저 당부의 말로 하고 싶다. 나는 돌팔이가 될지언정 사기꾼은 되기 싫다. "이 책 읽어보니 별거 없는데!"라고 짜증을 내며 내 부족한 능력을 가지고 돌팔이 운운하는 것은 얼마든지 받아들일 자세가 되어 있다. 하지만 그런 비난이 무서워 이 책을 흡연자의 만병통치약인 양 사기를 칠 생각은 추호도 없다. 모르는 게 창피해 공수표를 날리는 사기꾼은 정말로 되기 싫다. 행여 부족한 능력으로 인해 사실과 다른 내용이 있다면 언제든 연락해서 질책해 달라. 하지만 나에게 '그래도 담배를 피우면서도 평생 건강하게 살 수 있는 비법이 있다'고 말해달라고 강요하진 마라. '노담(No담배)'이 정답인 것은 알고 있지 않은가!

내 미천한 의학 지식 범위 안에서 볼 때 그렇게 확언하는 의사가 있다면 그건 백발백중 사기꾼이다. 가장 훌륭한 의사는 모르는 걸 모른다고 말할 줄 아는 의사다. 난 그렇게 배웠고 또 그렇게 진료해왔다. 그러니 본격적으로 책을 읽기 전부터 이 책이 마법의 알약이라는 착각은 하지 않길 당부한다. 그렇다고 섣부르게 실망하지도 마라. 담배깨나 알고 있다고 자부했던 나조차도 책을 집필하기 전에는 전혀 모르고 있었던 정보들까지 모아 이곳에 가득 담아 놓았다. 그러니 편안한 마음으로 젓가락을 들고 무엇부터 먹을지 행복한 고민을 하길 바란다.

우선 크게 5개 장으로 차려보았다. 에티켓, 식습관, 운동, 상식, 금연이 그것이다.

가장 먼저 흡연자의 에티켓에 대해 다루었다. 누구든 내가 좋아서 혹은 선택해서 하는 일을 가지고 남한테 손가락질까지 받고 싶은 마음은 없을 것이다. 하물며 내가 아끼는 사람들에게 손해를 끼친다면 그것보다 싫은 일은 더더군다나 없을 것이다. 그래서 제일 첫 장에 흡연자의 에티켓을 넣음으로써 그러한 마음의 짐을 덜어주고자 했다.

다음으로 일상에 바로 적용하여 실천할 수 있는 팁들을 다루었다. 그중 가장 먼저 식습관에 대해 정리해보았다. 운동은 안 해도 세끼 밥은 챙겨 먹을 것이라는 생각에 흡연자에게 상대적으로 도움이 될 만한 음식과 식재료에 음식관련 내용을 총정리해보았다. 성격 급한 독자에게는 아마도 이 부분이 가장 빠르고 쉽게 도움을 받을 수 있는 부분일 것이다.

식습관 다음으로는 운동에 대해 다루었다. 운동은 몸을 건강하게 관리하는 것을 포괄하는 것이기 때문에 여기서는 몸의 이상 징후를 늦지 않게 감지하는 방법도 함께 다뤘다. 그리고 도움이 될 만한 운동의 기본기를 제시했다.

이어서 담배에 대해 알면 도움이 될 만한 상식을 소개했다. 특히 저타르 담배, 전자담배에 대한 정보를 가감 없이 담았다. 언제나 선택은 개인의 몫이지만 충분한 재료는 제공해주고자 했다. 이 장에는 담배에 대한 실질적인 질문에 대해 시원하게 답변을 달아보았다.

마지막 장은 그래도 명색이 의사인데 금연 팁 몇 가지는 풀어놓아야 할 것 같아 있는 것 없는 것 다 짜내어 담았다. 쉽게 얻기 힘든 정보들도 있으니 별미 정도는 될 것이라 생각한다.

이제 가이드는 끝났다. 각자 실전에 돌입할 일만 남았다. 그럼 큰 숨 들이켜고 출발!

흡연자의 에티켓

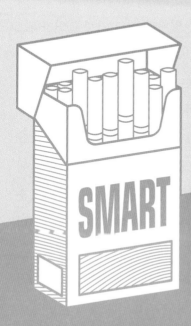

Chapter 01
단 10분이면 우리 가족을 지킨다

흡연 후 최소 10분이 지난 후 비흡연자와 접촉하자.
흡연 후 10분간은 폐 안에 담배 연기가 남아 있기 때문이다.

흡연자도 남이 피우는 담배 냄새는 싫다

나는 담배를 피우지 않는다. 친한 친구들과 술자리에서 분위기에
휩쓸려 잠시 담배를 피워본 적은 있지만 어디 가서 흡연자라고
할 만한 경력은 없다. 그래도 새로운 담배 제품이 나오면 일부러
사서 펴보기는 한다. 그래도 명색이 금연 연구자인데 담배 맛은
몰라도 냄새는 맡아봐야 흡연자와 이야기할 거리도 생기고, 새로
운 담배 트렌드도 알 수 있기 때문이다. 나는 불을 붙이기 전 날
담배 그대로의 냄새를 좋아한다. 코끝을 자극하는 그 알싸한 냄
새가 참 인상적이다. 그런데 이런 감회도 담배에 불을 붙이는 순
간 급격히 식어버린다. 뿜어져 나오는 담배 연기는 도저히 견디
기 힘들다.

　그런데 이건 흡연자도 마찬가지인 듯싶다. 물론 일반화하긴

어렵겠지만 내가 인터뷰한 대다수의 흡연자 역시 남이 피우는 담배 냄새는 싫다고 한다. 차를 타고 갈 때 옆자리의 동료가 담배를 피우면 그 냄새가 불쾌해 자신도 같이 담배를 피운다고 하는 사람도 있었다. 그의 이야기는 이랬다.

"나는 아침에 동료 차로 함께 출근한다. 옆에서 동료가 담배를 피우면 그때 나도 담배를 피운다. 왜냐하면 남이 피우는 담배 연기보다는 내가 피우는 담배 연기가 더 낫기 때문이다. 내가 피우는 담배 냄새는 구수하지만 남이 피우는 담배 냄새는 좋지 않다. 같은 담배 연기라도 다르다. 나는 밀폐된 공간에서 다른 사람이 피우는 담배 연기를 맡는 것이 싫다. 나뿐만 아니라 다른 사람들도 다 그렇다고 한다. 다른 사람의 담배 연기는 싫다. 담배 제품이 틀려서가 아니다. 그저 다른 사람의 담배 연기가 자기한테 뿜어져 오는 게 싫은 것이다."

담배, 피우지 않는다고 능사는 아니다

다른 사람이 피우는 담배 냄새는 싫다? 왜 그럴까? 사실 이런 이야기를 듣고 곰곰이 생각을 해보았다. 입냄새랑 섞여서 그런가? 공기와 접촉하면서 냄새가 변하나? 아니면 그냥 기분 탓일까? 정답이 그리 중요한 건 아니다. 하지만 다음과 같은 해석에는 주의를 기울여야 할 것이다. 바로 주류연과 부류연의 차이다. 흡연자가 들이마시는 주류연과 담배에서 직접 흘러나오는 부류연의 차이! 이것이 담배 냄새의 차이를 일으키는지도 모르겠다. 그리고 간접흡연과 관련해서는 굉장히 큰 의미를 지니고 있다.

담배 연기에는 주류연과 부류연이 있다. 부류연은 담배 끝에서 나오는 필터에 의해 걸러지지 않은 생연기를 말하고, 주류연은 흡연자에 의해 담배 필터를 통해 한 번 걸러진 연기를 말한다. 그런데 몇 종의 발암물질은 주류연보다 부류연에 훨씬 짙은 농도로 존재하는데 간접흡연자는 주류연보다는 부류연에 더 많이 노출된다. 간접흡연의 85%가 부류연, 15%가 주류연이기 때문이다.

만일 담배 냄새의 차이가 주류연과 부류연의 차이에서 기인한 것이라면 단순히 냄새만의 문제로 끝날 게 아니다. 비흡연자 입장에서 담배 연기는 그것이 주류연이든 부류연이든 상관없이 불쾌한 건 마찬가지지만 간접흡연이 필터로 걸러지지 않은 독성을 더 많이 함유한 부류연에 의한 것이라면 한 번 더 고민해봐야 할 것이다.

이와 관련해 나에게도 잊지 못할 가슴 아픈 경험이 있다. 벌써 5년 전 일이다. 어느 날 사촌 누나에게서 전화가 왔다. 큰고모가 숨이 차서 동네 의원에 갔는데 의사가 진료해보더니 큰 병원으로 가보라고 했다며 걱정이 돼서 의사인 나에게 전화를 한 것이었다. 큰 병은 아닐 거라 생각하고 후배 의사에게 연락해 그 병원 응급실로 안내했다. 그리고 몇 시간 지나지 않아 후배에게서 전화가 왔다. 폐에 물이 차서 호흡이 불편한 것 같다는 것이었다. 그래서 처음에는 단순히 결핵성 늑막염으로 폐에 물이 찼다고 판단했는데 물을 빼고 나니 가려져 있던 커다란 종괴가 발견돼 추가로 CT 촬영을 해야 했다. 결과는 폐암이었다. 입원 후 추가로 시행된 검사에서 이미 뇌까지 암이 전이된 상태임이 밝혀졌다. 충격이었다. 큰고모는 그 후 전이에 의한 통증과 시각 및 청각 손실로 힘들어하시다 결국 돌아가셨다.

그때 들었던 생각이 큰고모는 담배 한 번 피워본 적 없으신 분이었지만 평생을 담배 연기 속에서 숨 쉬며 살아왔다는 점이었다. 큰고모는 흡연자인 아버지 밑에서 자라셨고, 결혼한 후로는 큰고모부의 담배 연기에, 나중에는 아들이 피우는 담배 연기까지 평생을 담배 연기에 노출된 채 살아오셨다. 예전에는 어느 집이나 다 그랬듯 안방이나 거실에서도 버젓이 담배를 피우곤 했기 때문에 큰고모는 간접흡연에 그대로 노출됐던 것이다.

국립암센터는 2001년 3월부터 2014년 7월 사이 폐암으로 수술받은 환자 중 여성이 약 30%에 달한다고 발표했다. 이 중에서 약 90%의 여성 환자가 흡연 경험이 전혀 없다고 답했다. 간접흡연이 얼마나 무서운 것인지 알 수 있는 수치다.

그런데 이렇게 반문하는 사람이 있을지도 모른다. 요즘 누가 간접흡연에 노출되느냐고. 하지만 정말 그럴까? 2012년 국민건강영양조사 결과 우리나라 비흡연자의 직장 내 간접흡연 노출률이 남자 55%, 여자 40%로 나타났는데, 문제는 이 비율이 증가하고 있다는 점이다. 또한 가정 내 간접흡연율은 남자 16.0%, 여자 4.8%로 감소 추세지만 여전히 높은 수치에 달하고 있다.

일반적으로 비흡연자가 간접흡연에 노출되는 것을 단순히 불쾌한 냄새 정도로 인식하는 오류를 범하기 쉽다. 하지만 그렇지 않다. 〈표 1-1〉에서 볼 수 있듯이 간접흡연은 노출 시간과 장소에 따라 직접흡연과 같은 효과가 나타날 수 있다. 나의 큰고모는 하루에 2갑을 피우던 아버지, 배우자, 아들과 함께 살아오셨기 때문에 하루 6개비 정도의 담배를 피우고 살아오신 거나 마찬가지였다. 설상가상으로 여성은 흡연으로 인한 발암작용에 더욱 취약하므로 같은 양의 흡연에도 남성보다 폐암 발생률이 1.2~1.7배 높다고 한다. 그러니 간접흡연이 단순히 불쾌한 냄새가 나는 정도라고 무시하는 일은 없어야 할 것이다.

장소와 시간에 따른 비흡연자의 간접흡연 경험	흡연 효과
담배 피우는 친구와 술집에서 2시간 있으면	담배 4개비
음식점 흡연석에 앉아 2시간 동안 식사하면	담배 1개비 반
사무실에서 담배 피우는 동료와 8시간 일하면	담배 5개비
하루 1갑 피우는 아빠와 온종일 집에 함께 있으면	담배 3개비
흡연자와 차 안에 1시간 동안 있으면	담배 3개비

표 1-1 간접흡연 효과에 대한 예시

출처 : 한국금연운동협의회

흡연 후 10분의 에티켓은 필수

요즘 간접흡연도 모자라 흡연자들의 머리를 복잡하게 만드는 새로운 용어가 생겼다. 특히 어린 자녀를 둔 흡연자들은 반드시 알고 있어야만 하는 필수사항이다. 쉽게 설명하자면 아빠가 집 안에서 담배를 피우면 가족들은 아빠가 뿜어대는 담배 연기는 물론 담배에서 흘러나오는 부류연을 통해 간접흡연에 노출된다. 뿐만 아니라 아빠가 아이들과 아내를 배려한다고 집 밖에서 담배를 피우고 들어온다 해도 가족들은 제3의 흡연에 노출되고 만다. 왜냐하면 담배를 피우고 들어온 아빠의 피부와 옷에 니코틴과 미세먼지들이 묻어 있기 때문이다. 이렇게 들어온 니코틴은 아빠와의 피부접촉을 통해 또는 집 안 공기 중에 흩날려 가족의 폐로 들어갈 수 있다.

니코틴은 피부 접촉을 통해서도 전달될 수 있다는 사실을 기억하자. 그리고 매우 중요한 사실이 하나 더 있다. 이것은 나 또한 이 책을 쓰기 전까지는 몰랐다. 그것은 담배를 피우고 곧장 집으로 들어오는 경우 통상 10분가량 폐 속에 담배 연기가 남아 있다는 사실이다. 그래서 흡연자가 숨을 쉴 때마다 조금씩 밖으로 배출된다. 이는 제3의 흡연이라기보다는 온전한 간접흡연에 가깝다고 볼 수 있다.

어린 자녀를 둔 아빠들은 최소한 집 안에서만은 담배를 피우지 않으려 할 것이다. 물론 몇몇 소수는 아직도 베란다와 화장실에서 피우고 있긴 하다. 그런데 앞에서 설명한 것처럼 제3의 흡연은 눈으로 직접 볼 수도, 코로 냄새를 맡기도 어려우므로 경계하기가 어렵다. 더욱이 간접흡연으로 인한 피해라는 게 명확하게 지목할 수 있는 성질의 것이 아니기에 간과하기 십상이다. 그런데 자녀들과 관련해서 주목할 사실이 하나 있다. 최근 언론에서 많이 언급되고 있는 아이들의 주의력결핍과잉행동장애ADHD가 간접흡연의 영향을 받는다는 것이다.[1] 담배 연기, 혹은 옷에 묻은 담배 연기가 아이의 지능, 집중력, 학습능력 등에도 영향을 미칠 수 있다고 하니 정말 놀랍지 않은가?

그래도 여전히 제3의 흡연에 대해 의구심을 갖는 사람들이 있을 것이다. 해롭기야 하겠지만 얼마나 영향을 주겠느냐고 반문할 것이다. 이와 관련해 MBC 〈불만제로〉에서 방영한 내용은 큰 도움이 될 것이다.

〈불만제로〉는 부모 중 흡연자가 있는 영유아 24명을 대상으로 모발을 통한 니코틴 수치 검사를 시행했는데, 그 결과 놀랍게도 24명 중 무려 18명의 영유아에게서 평균치 2배 이상의 니코틴이 검출됐을 뿐만 아니라 생후 6개월의 영아에게서 하루 1~2개비의 담배를 피우는 소량 흡연자의 기준치를 넘어서는 니코틴 수치가 검출되기까지 했다. 니코틴은 이렇게 스킨십을 통해서도 아이에게 전달될 수 있다. 아무리 손을 열심히 씻고 가글링을 해도 폐 깊숙이 남아 있는 담배 연기나 옷과 피부에 묻어 있는 담배 연기가 아이들에게 그대로 전달될 수 있다는 것을 꼭 기억하자.

그렇다면 어떻게 해야 할까? 아예 피우지 않는다면 아무런 걱정을 할 필요가 없겠지만, 그렇지 못할 때는 흡연 후 아이들과 접촉하기 전에 반드시 손을 깨끗이 씻고, 씻을 수 없는 부위는 몸과 옷에 묻어 있는 보이지 않는 담배 연기까지 털어내야 한다. 물론 아이에게 뽀뽀를 할 생각이라면 반드시 양치해야 한다.

가장 좋은 방법은 퇴근 후 집에 들어가자마자 곧장 샤워하고 옷을 갈아입는 것이다. 그리고 아무리 멀리 떨어져서 담배를 피웠다 하더라도 흡연 직후에는 어린아이나 노약자, 비흡연자와는 접촉을 피하도록 한다. 왜냐하면 흡연 후 10분간은 폐 안에 담배 연기가 남아 있기 때문이다. 흡연 후 10분의 에티켓은 이제 필수다!

Chapter 02
멀고도 가까운 9m의 안전거리

담배 연기와의 안전거리는 최소 9m!
간접흡연을 막기 위해서는 최소 9m 이상 떨어진 곳에서 담배를 피워야 한다.

미세먼지, 금연구역을 해방시키다

미세먼지가 금연구역을 해방시켰다고? 그럼 아무 곳에서나 담배를 피워도 된다는 말인가? 설마, 아무렴 그럴 리 있겠는가. 자고로 한국말은 끝까지 들어봐야 한다. 담배 연기도 미세먼지의 일종으로 금연구역을 훌쩍 넘어서서 퍼질 수 있다는 뜻이다. 이와 관련된 예를 하나 들어보겠다.

나는 글을 쓸 때 카페를 자주 이용하곤 한다. 소란스러워서 글이 써지느냐는 사람도 있겠지만, 그 소란스러움이 소음이라기보다는 일종의 화이트노이즈white noise로 오히려 집중하는 데 더 도움이 되는 편이다. 그런데 이런 카페에서 나를 괴롭히는 게 딱 하나 있다. 내가 즐겨 찾는 카페에는 흡연실이 따로 마련되어 있는데 노트북을 사용해야 하는 나는 흡연실 옆 콘센트가 있는 자리를 주로 애용한다. 문제는 흡연실에서 뿜어져 나오는 담배 연기다. 분명 흡연실은 유리문으로 차단되어 있어서 눈에 보이는 담배 연기는 없다. 하지만 코와 눈과 목으로는 보이지 않는 담배 연기를 확실히 느낀다. SBS 〈모닝와이드〉에서 진행한 실험 결과 카페 안 흡연실의 담배 연기는 문이 열리고 닫히는 순간 금연구역으로 급속히 확산되는데 그 수치가 꽤 높아 미세먼지주의보 기준으로 볼 때 '매우 나쁨' 수준이었다.[2]

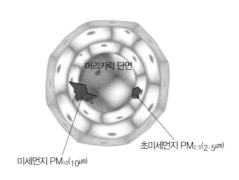

그림 2-1 머리카락 단면과 초미세먼지와의 크기 비교

출처 : 국립환경과학원

요즘 미세먼지 이야기가 한창이다. 물론 가장 크게 이바지한 건 뭐니 뭐니 해도 중국발 황사일 것이다. 그런데 미세먼지가 중요한 이슈로 떠오른 것은 황사 속 미세먼지지름 10㎛ 이하 보다 작은 초미세먼지지름 2.5㎛ 이하 때문이다. 일반 미세먼지는 코털와 상부 기관지의 섬모에 의해 걸러지지만 초미세먼지는 이곳을 통과해 폐의 가장 깊은 곳인 허파꽈리까지 쉽게 도달한다.

그럼 담배 연기는 어디에 속할까? 당연히 초미세먼지다. 흡연자들은 잘 알지 않는가. 부드럽게 목을 통과해 폐 깊숙이까지 들어가는 담배 연기의 초미세함을! 좀 더 이해를 돕기 위해 담배 연기가 미세먼지 수치를 얼마나 올릴 수 있는지 〈표 2-1〉에 간단히 정리해보았다.

단위:μg/㎥

한국경제TV "밀폐된 공간에서의 흡연" (2014년 7월 3일자)		환경부 국립환경과학원 "아파트 작은 방 8㎡에서의 흡연" (2014년 7월 8일)		우리나라 미세먼지 예보 기준	
흡연 전 미세먼지 수치	67	2개비 흡연	20시간 경과 후 미세먼지 전부 가라앉음	좋음	0~30
흡연 직후	105			보통	31~80
10초 경과 후	150	10개비 흡연	24시간 경과 후 미세먼지 1,300 잔존	약간 나쁨	81~120
1분 경과 후	248			나쁨	121~200
1분 30초 경과 후	395			매우 나쁨	201~300

표 2-1 담배 연기가 일으키는 미세먼지 수치

조용한 살인자, 미세먼지

지금까지의 이야기를 읽고 이렇게 반문하는 흡연자가 있을지도 모르겠다. "담배 연기정도야 그냥 좀 떨어져서 피우면 아무 문제 없어." 그런데 정말 그럴까? 우선 담배 연기가 얼마나 멀리까지 빠르게 확산되는지 간단한 실험 결과를 소개하겠다. MBC 〈불만제로〉에서 실험한 결과 밀폐된 체육관에서 피운 담배 연기가 단 5분 만에 너비 30m 체육관 전체로 퍼졌다. 그리고 아파트 야외에서 실험한 결과 담배 연기는 무려 15m나, 즉 아파트 5층 높이에 해당하는 위치까지 확산됐다.

그래도 미심쩍어하는 사람을 위해 하나 더 소개하겠다. 이번에는 실외에서 담배 연기가 얼마나 멀리 퍼질까에 대한 연구다.[3] 연구 결과에 따르면 담배 연기 속 초미세먼지는 〈표 2-2〉와 같이 흡연 장소로부터 9m 떨어진 곳에서도 측정되었다. 따라서 연구팀은 금연구역을 설정할 때에는 최소한 9m 거리를 유지해야 한다고 이야기한다. 9m! 흡연자가 기억해야 할 수치다.

단위:μg/㎥

흡연 장소로부터의 거리	1m	3m	6m	9m
미세먼지 농도	72.7	11.3	4.1	2.6

표 2-2 흡연 장소와의 거리에 따른 미세먼지 농도

그런데 앞의 두 결과를 뛰어넘는 또 하나의 연구 결과가 있다.[4] 아파트 화장실에서 환풍기를 켜고 담배를 피우면 단 5분 만에 위아래 이웃으로 퍼진다는 사실이다. 또한 위아래 집에서 화장실 환풍기를 켜놔야지만 당신이 화장실에서 환풍기를 켜고 담배를 피워도 담배 연기가 이웃집으로 퍼지지 않고 옥상으로 빠진다. 담배를 피운 이웃집에서 미세먼지를 측정한 결과 니코틴을 포함해 중금속에 속하는 비소, 크롬, 카드뮴 등이 포함되어 있었다. 담배 연기로 인한 아파트 주민 간 다툼이 조만간 아파트 층간소음문제처럼 불거지는 것은 이제 시간문제일지도 모른다.

놀라셨는가? 아니면 놀라지 않은 척하고 있는가? 그것도 아니라면 설마 다 거짓말이라고 무시하려는가? 솔직히 나 역시 이 모든 게 다 믿어지는 건 아니다. 이유는 간단하다. 미세먼지는 눈으로는 보이지 않기 때문이다. 그런데 반대로 생각해보면 그래서 더 무섭다. 왜 미세먼지를 '조용한 살인자'라 부르겠는가!

여기서 기억해두어야 할 것은 미세먼지가 한창 성장기에 있는 아이들에게는 더욱 치명적일 수 있다는 점이다. 아이들은 정말이지 밖에서 뛰어놀기를 좋아한다. 그리고 그렇게 밖에서 뛰어노는 것이 아이들에게 얼마나 중요한 일인가! 먼지야 있든 없든 상관없이 말이다.

그렇다면 어떻게 해야 할까? 우선 공간이 아무리 넓다 하더라도 밀폐된 공간에서는 담배를 피우지 말자. 또한 실외라 할지라도 어린아이가 있는 위치에서 최소한 9m 간격을 두고 담배를 피우자. 눈앞에서 아이들이 뛰어노는데 그 앞에서 담배를 피우는 무례한 어른은 되지 말자. 9m는 흡연자가 지켜야 할 에티켓 거리다!

Chapter 03
흡연을 존중받기 위해 필요한 흡연구역

흡연구역은 금연지정건물 출입구로부터 10m 떨어진 곳에서부터 가능하다.

흡연구역은 어디에?

간접흡연, 제3의 흡연 그리고 미세먼지의 습격! 흡연자가 신경써야 할 것은 한둘이 아니다.

그런데 흡연자를 골치 아프게 만드는 것은 정작 따로 있다. 바로 담배 피울 곳을 찾는 일이다. 흡연의 폐해에 대한 연구 결과들이 속속 나오다 보니 마치 흡연자를 꽁꽁 묶어 섬에 고립시켜가는 듯한 추세다. 그렇다고 과학적 근거들을 무작정 믿을 수 없다고 떼를 쓸 수도 없는 노릇이다. 입장을 바꿔 이렇게 금연구역이 확대되는 것은 내 자녀와 가족에게 돌아가는 혜택이라고 생각한다면 오히려 환영할 수도 있을 것이다. 어찌 보면 금연구역 확대는 가족의 외연을 넓히는 작업일지도 모른다. 누군가의 딸, 아들 그리고 부모일 비흡연자들을 위한 조치기 때문이다.

하지만 아무리 그렇더라도 당장 눈앞에 닥친 불편함 앞에서는 볼멘소리가 나오기 마련이다. 흡연자들에게도 나름의 이유가 있을 테니 말이다. 살면서 크게 모나지 않고 물 흐르듯 성실히 살아왔는데 어느 순간 '범법'이라는 딱지 아래 설 공간을 제한당한다면 어느 누가 당혹스럽지 않겠는가? 건물 뒤 후미진 곳에서 세간의 시선을 피해 바퀴벌레처럼 무리 지어 연신 담배 연기만 흡입하는 것이 그리 유쾌한 일은 아닐 것이다. 개인적으로 난 담배 연기가 싫지만 그렇다고 담배 피우는 행위 자체를 비난할 생각은 없다. 그런데 어떻게 하겠는가? 앞서 보았듯 담배 연기는 못 가는 곳이 없는 것을!

금연구역 확산으로 흡연자의 고민이 본격화된 시기는 2012년 국민건강증진법시행령이 개정된 이후다. 당시 국민건강증진법시행령 개정에 따라 150㎡ 이상의 식당과 술집, 카페 등 대중이용시설 및 공중이용시설이 전면 금연구역으로 지정되었다. 이후 법령에 따라 2014년부터 100㎡ 이상의 시설로 금연구역이 확대되었고, 2015년 1월부터는 크기에 상관없이 모든 식당, 술집, 카페와 공중이용시설이 금연구역으로 확대되었다. 술을 마시며, 차를 마시며, 그리고 식사를 마치고 앉은 자리에서 편안하게 담배를 피우던 시절은 이제 완전히 과거가 되었다. 적어도 법적으로는!

혹시 아무 곳에서나 거리낌 없이 담배를 피우던 시절로 되돌아가기를 원하는 사람이 있을까? 아무리 열혈 애연가라 할지라도 그런 사람은 아마 거의 없을 것이다. 흡연자가 진정 원하는 것은 정당하게 돈을 주고 산 담배를 맘 편히 피울 수 있는 장소를 제공해주기만을 바랄 뿐이다. 이 정도라면 극단적인 흡연 혐오자가 아닌 경우에야 절대로 이해 못 할 수준의 요구는 아니다.

이제 얼마 지나지 않아서, 아니 지금도 어딘가에서는 식당에서 "여기 화장실이 어딘가요?"라고 묻는 것처럼 "여기 흡연구역이 어딘가요?"라고 묻는 것이 일상화될 것이다. 물론 금연구역 확대가 비흡연자를 보호하는 효과는 있을 테지만 흡연자에게는 어떠할까?

군의관 시절 간부들 사이에서 병사들의 흡연구역을 가능하면 가기 귀찮고 먼 곳으로 옮겨서 귀찮아서라도 끊게 하자는 이야

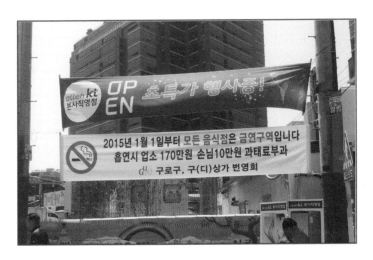

2015년 1월 1일부터 모든 식당, 술집, 카페 등 공중이용시설이 금연구역으로 확대 지정되었다.

기가 나온 적이 있었다. 그래서 나는 병사들에게 의견을 물어보았다. 그랬더니 병사들은 만일 그렇게 된다면 흡연하러 가는 게 귀찮아서 한 번 갔을 때 2~3대를 한꺼번에 피워서 니코틴 파워를 가득 채워오겠다고 답하는 것이었다. 정책은 항상 기획한 사람 마음대로 실행되지는 않는 듯하다.

흡연권을 존중받기 위해서는 타인부터 배려하자

도대체 금연구역은 무엇을 기준으로 정할까? 우리나라는 국민건강증진법시행규칙에 따른다. 국민건강증진법시행규칙에 따르면 흡연실은 옥상에 설치하거나 각 시설 출입구로부터 10m 이상 떨어진 거리에 설치해야 한다. 물론 부득이한 경우 실내에 설치할 수도 있지만 조건이 매우 까다롭다. 그중에서도 가장 뜨거운 감자는 PC방, 음식점, 술집일 것이다.

법 조항을 보면 용어부터 무척 복잡하다. '청소년게임제공업소, 일반게임제공업소, 인터넷컴퓨터게임시설제공업소 및 복합유통게임제공업소' 그리고 '식품접객업 중 영업장의 넓이가 보건복지부령으로 정하는 넓이 이상인 휴게음식점영업소, 일반음식점영업소 및 제과점영업소'. 흡연자를 주요 고객층으로 하는 이들 영업점 입장에서는 난감한 법안일 것이다. 다른 건 다 떠나서 당장 수익과 직결되는 문제이기 때문이다.

그렇지만 같은 장소를 사용하는 비흡연자와 그곳에서 일하는 직원들의 건강을 생각하면 또 무조건 반대하고 항의할 일도 아니니 답답할 노릇이다. 물론 이들 영업점을 즐겨 이용하던 흡연자들에게도 그리 달가운 법안은 아닐 것이다.

술집이나 음식점도 문제지만 거리까지 점차 금연구역으로 확대되는 것은 흡연자들이 체감하는 또 다른 위협일 것이다. 이런 변화의 가장 큰 원인은 지방자치단체가 주민의 건강을 위해 필요한 경우 조례로서 어렵지 않게 금연구역을 지정할 수 있게 되었기 때문이다. 서울시만 보더라도 2011년에는 서울시 전체면적 중 금연구역이 3% 정도였지만, 2014년에는 벌써 20%를 넘었다. 이러니 얼마 가지 않아 담배를 들고 설 공간조차 없을 것이라고 투덜대는 사람이 나올 법도 하다. 하지만 흡연자 스스로 금연구역을 철저히 지킬 때 비로소 흡연권을 존중받을 수 있을 것이다. 그러니 이제부터라도 자주 가는 곳마다 편안하게 흡연할 수 있는 곳을 미리 알아둬 나와 타인을 배려하는 습관을 만들자.

흡연구역, 어떻게 찾을 수 있을까?

그렇다면 흡연구역은 정말 없는 것일까? 그럴 리가 있겠는가. 실내에 환풍시설을 갖춘 흡연구역을 마련한 커피전문점이 여럿 있고, 실외에도 금연지정건물로부터 적절한 거리를 유지한 곳에 흡연구역을 마련해두고 있다. 그렇지만 이것만으로는 부족하다고 생각하는 사람들이 분명 있을 것이다. 즉, 금연 거리처럼 흡연 거리도 있으면 좋겠다는 생각 말이다. 옆 나라 일본처럼.

일본에는 금연 거리와 함께 흡연 거리도 존재한다. 친절한 안

내판과 함께 공중재떨이도 갖춰져 있다. 불행히도 우리나라는 아직 여기까지는 도달하지 못했지만 IT 강국답게 다른 대안이 마련되어 있기는 하다. 현재 주변에 흡연구역으로 지정된 곳이 어디에 있는지 확인할 수 있는 여러 스마트폰 애플리케이션이 바로 그것이다. '구름방 알리미', '쓰담쓰담' 등을 찾아서 이용해보자.

마무리는 〈흡연자를 위한 TIP〉으로 하겠다. 금연구역과 흡연구역에 대해 몇 가지 사항으로 정리해보았으니 최소한 범법자는 되지 말길 바란다.

금연구역에서 살아남기

1. 실외 흡연구역은 금연지정건물 출입구로부터 10m 이상 떨어진 곳에 있다.

2. 자주 이용하는 지역(식당, 카페, 백화점 등 공중이용시설)은 사전에 금연구역과 흡연구역을 미리 파악해놓자. (애플리케이션 '구름방 알리미', '쓰담쓰담' 등 이용)

3. 모든 건물 안은 이제 금연구역이라고 생각하자. 특히 화장실, 복도 등도 예외가 아님을 반드시 명심하자.

4. 대부분의 건물은 주로 옥상에 흡연구역이 설치되어 있다.

5. 흡연구역에서 담배를 피운 후 곧장 금연구역으로 들어가는 것을 삼가자. 폐속에 10분간 담배 연기가 남아 있음을 기억하자.

6. 전자담배 역시 흡연구역에서 피워야 한다. 우리나라에서는 전자담배 역시 담배와 동일하게 단속하고 있다.

국민건강증진법 제9조 4항에 따른 금연구역

1. 국회의 청사

2. 정부 및 지방자치단체의 청사

3. 「법원조직법」에 따른 법원과 그 소속 기관의 청사

4. 「공공기관의 운영에 관한 법률」에 따른 공공기관의 청사

5. 「지방공기업법」에 따른 지방공기업의 청사

6. 「유아교육법」·「초·중등교육법」에 따른 학교[교사(校舍)와 운동장 등 모든 구역을 포함한다]

7. 「고등교육법」에 따른 학교의 교사

8. 「의료법」에 따른 의료기관, 「지역보건법」에 따른 보건소·보건의료원·보건지소

9. 「영유아보육법」에 따른 어린이집

10. 「청소년활동진흥법」에 따른 청소년수련관, 청소년수련원, 청소년문화의집, 청소년특화시설, 청소년야영장, 유스호스텔, 청소년이용시설 등 청소년활동 시설

11. 「도서관법」에 따른 도서관

12. 「어린이놀이시설 안전관리법」에 따른 어린이놀이시설

13. 「학원의 설립·운영 및 과외교습에 관한 법률」에 따른 학원 중 학교교과교 습학원과 연면적 1천 제곱미터 이상의 학원

14. 공항 · 여객부두 · 철도역 · 여객자동차터미널 등 교통 관련 시설의 대합실 · 승강장, 지하보도 및 16인승 이상의 교통수단으로서 여객 또는 화물을 유상으로 운송하는 것

15. 「자동차관리법」에 따른 어린이운송용 승합자동차

16. 연면적 1천 제곱미터 이상의 사무용 건축물, 공장 및 복합용도의 건축물

17. 「공연법」에 따른 공연장으로서 객석 수 300석 이상의 공연장

18. 「유통산업발전법」에 따라 개설 등록된 대규모 점포와 같은 법에 따른 상점가 중 지하도에 있는 상점가

19. 「관광진흥법」에 따른 관광숙박업소

20. 「체육시설의 설치 · 이용에 관한 법률」에 따른 체육시설로서 1천 명 이상의 관객을 수용할 수 있는 체육시설

21. 「사회복지사업법」에 따른 사회복지시설

22. 「공중위생관리법」에 따른 목욕장

23. 「게임산업진흥에 관한 법률」에 따른 청소년게임제공업소, 일반게임제공업소, 인터넷컴퓨터게임시설제공업소 및 복합유통게임제공업소

24. 「식품위생법」에 따른 식품접객업 중 영업장의 넓이가 보건복지부령으로 정하는 넓이 이상인 휴게음식점영업소, 일반음식점 영업소 및 제과점영업소

25. 「청소년보호법」에 따른 만화대여업소

26. 그 밖에 보건복지부령으로 정하는 시설 또는 기관

흡연자의 밥상

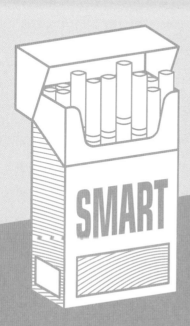

Chapter 04
식습관부터 점검하는 센스!

흡연자의 잦은 음주, 기름진 음식, 과다한 칼로리 섭취는
비흡연자보다 훨씬 더 건강에 해롭다.

난 담배만 끊으면 딱인데

흡연자와 이야기를 나누다 보면 이렇게 이야기하는 사람이 간
혹 있다. 자기는 정말 다 좋은데 담배만 끊으면 된다고 말이다.
술은 입에도 대지 않고, 운동도 꾸준히 하며, 식사 또한 모범 식
단으로만 한다고.

　　그런데 한번 곰곰이 생각해보자. 담배를 피우고 안 피우는
것을 떠나서 이런 걸 모두 엄격하게 지키는 사람이 얼마나 있
을까? 만일 있다고 해도 그것을 지키는 게 얼마나 어려운 일일
까? 술, 담배를 전혀 안 하더라도 운동은 전혀 하지 않는다거
나, 운동은 열심히 하는데 군것질과 칼로리 높은 음식을 지나
치게 좋아한다거나, 식단은 건강식 위주로 하는데 과음을 한다
거나 어디 하나 부족한 부분이 있기 마련이다. 나라고 뭐 예외

일 순 없다.

지금 세상에 완벽한 사람은 있을 수 없다고 말하려는 게 아니다. 넘을 수 없는 벽을 보여주고 겁을 주려는 게 아니라 그 벽을 타고 올라갈 사다리를 보여주려는 것이다. 물론 얼마만큼 올라가느냐는 독자의 몫이지만 최대한 오르기 편한 사다리만을 심사숙고해 선택했다. 이 사다리는 거울로 만들어졌다. 첫발을 디디면 반드시 자신의 민낯을 보게 되고야 만다. 너무 추하다고 흠칫 놀라 뒷걸음질 치지 말고, 반대로 너무 말끔하다고 들떠서 조급하게 발을 옮기지도 마라. 사다리를 밟고 한 걸음 올라서든 반대로 뒷걸음질 치든지 간에 선택은 독자의 몫이다. 하지만 자신의 있는 그대로의 얼굴을 마주하는 것은 피하지 마라. 유별난 사다리를 준비한 나의 노고를 너그러이 받아주길 바란다. 그럼 시작해 보자.

나쁜 습관은 늘 함께 다닌다

출발은 국민건강영양조사다.[5] 일단 범위가 이 정도는 되어야 수긍이 가지 않겠는가. 우리나라 성인 남성들의 흡연과 관련된 민낯은 〈표 4-1〉과 같다. 무엇이 가장 먼저 눈에 들어오는가? 담배를 연상케 하는 회색 막대기가 제일 크지 않은가!

이 복잡해 보이는 표를 풀이하면 이렇다. 하루 1갑 이상 담배를 피우는 성인 남성은 비흡연자보다 술도 더 많이 먹고, 칼로리 섭취량도 더 많으며, 기름진 음식도 더 많이 먹고, 비만인 경우도 더 많다. 또한 고혈압, 당뇨, 고콜레스테롤혈증, 폐쇄성폐질환과 같은 질병도 더 많다는 이야기다. 이제 표에서 이야기하고자 하는 게 뭔지 알겠는가? 때문에 앞서 말한 담배만 끊으면 딱인 보통사람은 흔치 않다.

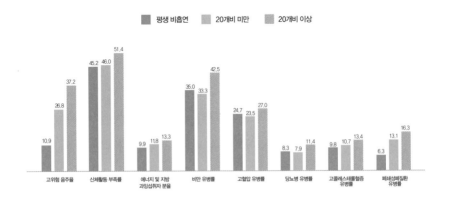

표 4-1 19~64세 남성의 흡연 정도에 따른 건강행태 및 만성질환 비교

출처 : 국민건강영양조사 제6기 1차년도, 보건복지부 질병관리본부, 2013.

이 결과를 보고 첫 번째로 드는 생각은 무엇인가? 몇몇은 곧바로 반대 사례를 찾아 항변할지도 모르겠다. 예를 들어 직장동료 누구누구는 담배만 안 피웠지 배 나오고 매일매일 술 마시는 게 일이라고 따질지도 모른다. 마음은 알겠다. 이런 결과가 낯설긴 하겠지만 벌써 놀라 뒷걸음치면 곤란하다. 아직 좀 더 보아야할 맨얼굴이 남아 있다. 우선 흡연행위가 건강하지 못한 식습관과 연관되어 있다는 또 다른 조사 결과부터 살펴보자.[6]

흡연자의 식습관을 비흡연자와 비교 분석한 결과 설탕과 지방을 많이 함유한 음식을 상대적으로 많이 섭취했다. 반면 채소, 해산물, 감자, 과일, 유제품 섭취는 상당히 부족한 것으로 나타났다. 또 다른 조사에선 흡연자가 비흡연자에 비해 커피, 콜라 등을 포함한 기호식품을 더 많이 섭취하고, 술을 많이 마시며, 운동량은 부족했다.[7] 대학생을 대상으로 한 조사에서도 흡연자가 비흡연자보다 알코올 및 커피 섭취 빈도수가 높고, 아침이나 저녁 식사를 거르는 경우도 더 많았다.[8] 정말 일관된 결과다. 사람의 취향이라는 게 참 다른 듯 비슷하다.

이쯤 되면 이 책을 함께 읽던 아내 또는 여자 친구가 격하게 공감하며 남편이나 남자 친구를 보란 듯이 공격할지도 모른다. 그런데 등잔 밑이 어두운 법이다. 어리다고만 생각했던 자녀나 남동생도 예외는 아닌 듯싶다. 중학생 중 흡연 경험 2002년 조사 당시 참여한 남학생 중 27.8%, 여학생 중 16.3%가 흡연 경험자였다 이 있는 남녀학생이 그렇지 않은 학생보다 아침을 거르는 경우가 2배나 더 많았으며 성인과 유사하게 당분이 많은 식품과 카페인이 함유된 식품을 더 자주 섭취한다고 조사되었다.[9]

한편, 고등학생의 경우 흡연군이 비흡연군에 비해 1일 영양 섭취량 중 간식으로 섭취하는 영양소 비율이 더 높았으며, 고열량 식품을 더 선호하는 것으로 조사되었다.[10] 좋지 않은 건 어쩜 가르치지 않아도 이리 빨리 따라할까?

당신의 생활습관은 어떠한가?

어떤가? 거울에 비친 모습이 자신과 정확히 일치하는가? 나로선 일치하는 사람이 많지 않기를 바랄 뿐이지만 숫자가 무슨 상관인가. 현재 자신의 생활습관이 어떠한지 생각해보는 시간을 갖는다면, 그래서 다음 단계로 올라갈 사다리를 찾는다면 그것만으로도 만족한다. 이건 담배를 피우건 안 피우건 상관없이 모두에게 해당되는 사항이다.

이 기회에 내 생활습관도 한번 되돌아본다. 규칙적인 식사? NO! 카페인 음료 과다섭취? YES!! 아메리카노는 쓰리 샷이 기본! 고열량 간식? YES!!! 크림 단팥빵은 너무너무 맛있다. 밤늦은 술자리? YES!!!! 치맥은 곧 진리다. 나 자신도 이러하니 독자들에게 떳떳하지 못하다. 그렇지만 한 가지는 확실하게 말할 수 있다. 만일 몸이 안 좋아진다면 언제든 이 모든 걸 일순간에 끊을 수 있다.

흡연자 여러분은 어떤가? 단팥빵을 끊듯 담배를 끊을 수 있겠는가? 왠지 멀리서 육두문자가 환청처럼 들리는 것 같다. 그럴 수 있었다면 지금 나의 이 졸저를 읽고 있지 않을 테니 이건 우매한 질문일 뿐이다. 금연은 아니지만 단팥빵처럼 가능한 것을 찾아야 하지 않겠는가? 적어도 자신에게 건강한 삶을 선물하고 싶다면 말이다. 그럼에도 버거워할 사람들을 위해 괜찮은 사다리 몇 개를 준비해보았다. 자, 그럼 속는 셈 치고 다음 장으로 넘어가 보자.

Chapter 05

흡연자가 꼭 잡아야 할 세 가지 습관

흡연자는 특히 칼로리, 혈당지수, 소금을 줄여야 한다.

위험한 질병부터 미리 대비하자

이제부터 실전에 돌입하겠다. 바로 각론으로 들어가려 한다. 오만가지 건강 식습관을 열거하는 대신 흡연자가 가장 주의해야 할 성인병과 관련된 세 가지 팁을 소개하려 한다. 여기서 주요 성인병은 심혈관질환, 당뇨, 고혈압이다. 이것을 쉽게 확인 가능한 수치로 옮기면 몸무게, 혈당, 혈압으로 표시할 수 있다. 물론 훨씬 더 많은 요인이 복잡하게 얽혀 있지만 나는 이 세 가지에만 집중하려 한다. 따라서 이어지는 내용 역시 이것들을 조절하는 데 도움이 되는 식습관에 초점을 맞췄다.

혹시 "이 세 가지만 주의하면 담배를 끊지 못해도 건강하게 살 수 있는가?"라고 물어보는 사람이 있을 것이다. 일단 한번 해보시라. '이것만' 하는 것도 만만치 않은 일이다. 세상에 공짜란 없다. 먹는 건 그중 갑이다.

몸무게와 칼로리를 잡자

TIP! 식사일지를 쓰자. 수기가 힘들면 최신 스마트폰 앱을 이용하자.

비만, 특히 복부비만은 이제 부의 상징이 아니다. 대사증후군이니 성인병이니 이야기가 나올 때마다 허리둘레와 체중은 평가 기준이 된다. 특히 흡연이 심혈관질환 발생 원인의 가장 손꼽히는 일등공신이다 보니 흡연자는 체중 과다에 신경을 쓰지 않을 수 없다.

그래서 어떤 사람은 더욱 담배를 끊을 수 없다고 항변한다. 이유인즉슨 담배를 끊으면 살이 찐다는 것이다. 하지만 담배를 핀다고 날씬해지는가? 여기서 핵심은 흡연 여부가 아니라 평소 건강한 식단으로 필요 이상의 칼로리 섭취를 하느냐 하지 않느냐다.

그럼 어떻게 해야 하는가? 꼭 권하고 싶은 것은 칼로리 잡기에 첩경인 '식사일지' 쓰기다. "애걔?"라며 코웃음 치는 사람도 있을 것이다. 그리고 일기라면 초등학생 때 벼락치기로 써본 것이 전부인 사람도 있을 것이다. 식사일지로 체중조절에 성공한 유명 연예인까진 거론하지 않더라도 나부터 톡톡히 효과를 봤기에 자신 있게 권한다.

식사일지의 가장 큰 장점은 자신의 식습관을 한눈에 파악할 수 있고, 건강한 음식을 선택하는 안목을 키워준다는 점이다. 이제는 각종 음식 칼로리를 일일이 검색해서 적을 필요도 없어졌다. 각종 애플리케이션의 도움을 받으면 쉽게 식사일지를 기록할 수 있어 편리할 뿐만 아니라 재미 또한 쏠쏠하다. 자신이 정한 기간 동안 목표한 몸무게를 설정하면 하루 권장 칼로리를 자동으로 계산해주며, 각각의 음식에 포함된 영양성분도 정리해주는 스마트한 애플리케이션이 많다.

아래 사진은 내가 현재 사용하고 있는 애플리케이션이다. 식사하면서 바로바로 입력할 수 있고 음식을 찾는 것도 어렵지 않

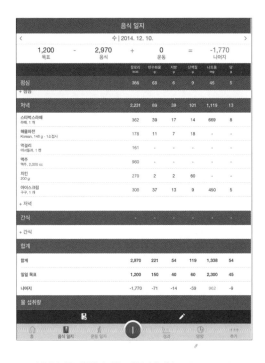

식사일지를 기록할 수 있는 애플리케이션 MyFitnesspal.

다. 칼로리를 계산해가면서 재미있게 식사량을 조절할 수 있는 편한 세상이다. 물론 스마트폰이 없다고 낙담할 필요는 없다. 휴대하기 편한 수첩이나 다이어리를 하나 사서 그날 먹은 것들을 꼼꼼히 적어두었다가 인터넷으로 음식 칼로리를 찾아 옮겨 적으면 된다. 몇 번 반복하다 보면 인터넷을 검색할 일도 줄어들고 음식을 보면 얼추 칼로리를 가늠할 수 있게 된다. 자, 그럼 지금 당장 시작하자! 내가 먹는 것이 나임을 깨닫는 색다른 경험에 빠져보자.

혈당지수를 잡자

TIP! 혈당지수 표를 확인하자.

혈당지수Glycemic Index, GI 지수 라고 들어보았는가? 당뇨 환자들은 익숙한 용어일 수 있으나 대부분의 사람들은 생소할 것이다. 글자만 보면 혈액 속에 존재하는 당 수치와 연관되었을 거라 쉽게 직감할 수 있다. 맞다. 당 수치와 관련된 단어다. 여기까지만 이야기하면 이걸 일반인이 어떻게 측정하냐고 화를 내는 사람도 있을 것이다. 하지만 혈당지수는 피를 뽑아 검사해서 얻는 수치가 아니다. 음식마다 고유의 당 수치가 정해져 있다. 그걸 사전에 확인하고 적절히 골라 먹기만 하면 된다.

좀 더 자세히 설명하겠다. 혈당지수는 우리가 음식을 섭취했을 때 음식 속 탄수화물이 체내에서 얼마나 빨리 분해되어 혈액 속의 당 상승에 영향을 주는지를 수치로 표시한 지수다. 따라서

저GI식품 (55 이하)		중GI식품 (55~69)		고GI식품 (70 이상)	
식품	혈당지수	식품	혈당지수	식품	혈당지수
혼합 잡곡	45	흰 쌀밥	59	설탕	92
보리	25	치즈 피자	60	구운 감자	85
완두콩	22	오렌지 주스	57	떡	82
강낭콩	27	스파게티	55	도넛	76
대두	18	고구마	55	튀긴 감자	75
포도	43	파스타	65	꿀	73
복숭아	28	망고	55	옥수수	75
사과	36	바나나	55	쿠키	75
배	36	황도(캔)	63	감자	90
토마토	38	카스텔라	69	초콜릿	91
오렌지	43	통조림 콩	69	롤빵	83
우유	41(전유) 32(무지방)	냉동 만두	61	딸기쨈	82
요구르트	33(저지방, 설탕 함유) 14(저지방, 무설탕)			콘플레이크	119

표 5-1 식품별 혈당지수

출처 : 서울대학교병원 의학정보

혈당지수가 높은 음식일수록 섭취 후 혈액 내 혈당이 빨리 상승한다.

우리의 몸은 혈액 속에 탄수화물이 급격히 상승하면 과잉공급된 것으로 판단한다. 이때 인슐린이라는 효소가 분비되어 탄수화물을 체내_{간, 근육, 복부 등의 지방}에 저장시킨다. 즉, 혈당지수가 높은 탄수화물을 많이 섭취할수록 인슐린 분비를 더욱 촉진시키고 체내 지방 및 콜레스테롤_{중성지방} 상승을 초래하여 체중증가는 물론 심혈관질환 위험성을 증가시킨다.

식품은 혈당지수에 따라 저GI식품, 중GI식품, 고GI식품 세 가지로 분류된다. 이것은 포도당 50g을 섭취했을 때 2시간 동안의 혈당 변화를 100으로 정한 다음 탄수화물 50g 섭취 시 혈당 변화를 비교하여 상대적으로 표시한 수치다. 어려운가? 걱정할 필요 없다. 가장 중요한 것은 〈표 5-1〉에 나온 여러 식품의 혈당지수를 확인하고 나의 식성과 입맛에 어떤 음식을 선택하는 것이 자신에게 도움이 되는지를 숙지하면 된다.

그러나 매번 음식을 먹을 때마다 혈당지수를 확인한다는 것은 매우 번거로울 수 있다. 따라서 당지수가 낮은 식품군을 기억해두고 활용해보면 좀 더 편리할 것이다.

일반적으로는 날것으로 먹는 음식, 조리를 거의 안 한 음식, 딱딱한 음식, 섬유소가 풍부한 음식이 혈당지수가 낮다_{채소류, 버섯류, 해조류, 견과류, 콩류 등}. 그렇지만 혈당지수가 낮다고 먹는 양_{칼로리}을 고려하지 않고 무턱대고 먹어서는 모든 게 허사가 된다.

아무리 혈당지수가 낮은 음식이라도 많이 먹으면 당연히 살이 찐다!

이래저래 너무 복잡하다고 생각해 포기하려는 사람을 위해 가장 중요한 팁 하나를 추천한다. 그것은 한국인의 밥상에 빠져서는 안 되는 밥! 밥을 먹을 때 흰 쌀밥보다 혈당지수가 낮은 현미, 콩, 혼합 잡곡밥이 좋다는 사실 하나만은 꼭 기억하자!

소금으로 혈압을 잡자

TIP! 저염식 식사! 영양성분에서 나트륨을 체크하자.

한국인이 주의해야 할 식품 하나를 꼽으라면 무엇일까? 감칠맛의 원천 소금이 아닐까? 유명 요리사가 슈가보이로 이름을 떨치고 있지만 우리나라에는 솔트보이가 더 많지 않을까? 우리나라는 세계보건기구 권장량하루 5g 미만, 나트륨으로 환산하면 하루 2g 미만 의 약 3배13.2g 에 달하는 소금을 섭취하고 있다고 하니 변명의 여지가 없다. 된장, 고추장, 장아찌, 젓갈, 소금에 절인 김치, 각종 국과 찌개 등등 소금 없이 어찌 한국인의 밥상을 논하랴. 미디어를 통해 여기저기서 소개되는 저염식은 소금과의 전쟁을 의미한다.

좀 더 구체적으로 확인해보자. 소금은 40%가 나트륨이다. 그래서 소금 5g을 나트륨 함량으로 환산하면 2g이 된다. 반대로 나트륨 용량의 2.5배를 소금 함량으로 보면 된다. 예를 들면 라면 1봉지에 나트륨이 2g 들어 있다면 소금 양으로 환산하면 5g이다. 어느 예능프로그램에서 한 연예인이 염분측정기를 가지고

단위:g

종류	분량	종류	분량
멸치다시다	2.5	쌈장	12.2
조미료	5.0	청국장	18.0
국간장	5.5	토마토케첩	30.3
양조간장	6.7	버터	54.2
된장	9.0	마요네즈	87.9
고추장	12.1	마가린	88.3

표 5-2 소금 1g(=나트륨 400mg)에 해당하는 각종 조미료와 양념 분량

단위:mg

종류	분량	종류	분량
된장찌개	2,000	어묵국	2,400
김치찌개	2,000	갈비탕	1,700
김밥	800	배추김치	300
비빔밥	1,300	열무김치	300
자장면	2,400	떡볶이	900
물냉면	2,600	순대	1,300

표 5-3 소금 1g(=나트륨 400mg)에 해당하는 각종 음식 분량

끼니때마다 나트륨 양을 측정하던데 거기까지는 바라지도 않겠다. 각종 조미료와 양념에 따른 소금 양, 일반 음식들의 소금 함량에 유의하며 식사를 하길 바랄 뿐이다.

그런데도 이렇게 투덜대는 사람이 분명 있을 것이다. 건강에 좋은 줄은 알지만 싱겁게 먹으면 맛이 없다고! 그런 사람들을 위해 저염식이어도 음식을 맛있게 먹을 수 있는 좋은 방안이 있어 소개해볼까 한다. 이 내용은 서울대학교병원 홈페이지에 올라온 '임상영양칼럼' 중 일부인데 나에게도 큰 도움이 되었기에 공유해본다.

- 음식을 할 때는 짠맛 이외의 신맛식초, 고소한 맛참기름, 들기름, 매운맛고 춧가루, 파, 마늘, 향이 강한 맛후추, 양파, 카레가루 등을 이용하여 맛을 냅니다.
- 간을 할 때는 소금을 직접 사용하기보다는 간장, 된장, 고추장 등을 정해진 분량만큼 이용하여 맛을 내고, 될 수 있으면 마지막에 간을 합니다.
- 국, 찌개의 국물 섭취는 피하며, 건더기 위주로 먹는 습관을 들이고, 장아찌, 젓갈, 김치와 같이 소금에 절인 음식 섭취는 피합니다.

또한 식품의약품안전처에서 운영하는 식품안전정보서비스 '식품안전나라'www.foodsafetykorea.go.kr의 나트륨 줄이기 코너를 보면 나트륨 술이기 방법 등 여러 가지 유용한 정보를 얻을 수 있으니 참고하길 바란다.

나트륨 적게 먹는 방법

구매 영양표시에 있는 나트륨 양을 꼭 확인하세요.

- 나트륨 표시를 찾아요.
- 나트륨의 mg을 확인하세요.
- 영양소 기준치를 확인하세요.
- 1회 제공량을 확인하세요.
- 비교해보고 나트륨이 적은 식품을 사도록 하세요.

주문 주문할 때는 싱겁게 해달라고 요청하세요.

- 덜 짜게, 싱겁게 해달라고 주문시 먼저 요청하세요.
- 양념, 소스(소금)는 미리 다 넣지 말고 따로 달라고 요청하세요.

식사 국, 찌개, 국수의 국물은 적게 먹으세요.

- 나트륨이 많은 음식은 되도록 적게 먹도록 하세요.
- 캐첩, 머스타드, 양념스프, 소스 등은 되도록 적게 넣으세요.
- 국물은 작은 그릇에 담아 조금만 먹으세요.

간식 간식으로 채소, 과일, 우유를 먹으세요.

- 채소, 과일, 우유에는 건강에 좋은 성분들이 많고, 나트륨을 몸 밖으로 배설하도록 도와줍니다.

Chapter 06
흡연자를 위한 기본 식습관

가공하지 않은 자연식품 위주로 섭취하며,
가공식품은 꼭 영양성분을 확인하는 습관을 갖자!

흡연자를 위한 건강 식습관 대공개!

이번 챕터는 양심 고백으로 시작하겠다. 고백건대 난 음식이나 식습관에 관해 전문가가 아니다. 완전 문외한은 아니지만 우선 건강한 식습관을 논할 자격이 없다. 바쁘다는 핑계로 식사도 제 때 챙겨 먹지 못할 뿐만 아니라 트랜스지방이 한가득 들어 있는 고칼로리 패스트푸드를 좋아한다. 거기다 물보다 커피를 더 많이 마신다. 그러니 어디 가서 어떤 음식이 건강에 좋다고 조언할 자격 따위 애초에 없다.

이런 내가 흡연자를 위한 건강한 식습관에 대해 쓰려고 컴퓨터 앞에 앉았을 때는 참으로 난감했다. 하지만 생각해보면 흡연자들도 비슷한 상황일 것이다. 자신의 분야에서는 잔뼈가 굵은 전문가겠지만 건강한 식습관에 대해 얘기해보라고 하면 대다수가 상식 이상의 지식은 없을 것이다.

그래서 관련 자료에 그나마 쉽게 접근할 수 있는 내가 발품 손품을 팔아 유익한 정보들을 정리해 제공해주면 조금이나마 도움이 되지 않을까 하는 생각으로 용기를 냈다. 다음에 소개할 내용은 그 결과물로 최종 선택된 것들이다. 해당 분야 전문가가 보기에는 부족해 보일 수 있겠지만 소개된 내용만이라도 일상생활에 적용하기 만만치 않을 것이다.

자, 그럼 이제 본론으로 들어가자. 크게 세 가지를 준비했다. 마음이 급한 사람은 첫 번째로 다룬 '흡연자를 위한 맞춤형 기본 식습관'부터 읽어보시라. 이후 여유가 되면 영국 NHS가 권장하는 '8가지 건강 식이요법'과 미국 암학회가 권장하는 '암 예방을 위한 식습관'을 읽어보길 바란다.

흡연자를 위한 맞춤형 기본 식습관

가장 먼저 소개하는 건강한 식습관은 2013년 미국에서 발간된 가정의학과 의사 힐라 카츠 Hilla Katz와 타미르 카츠 Tamir Katz의 《흡연자의 건강 및 체력 가이드》에 나온 식습관에 대한 조언들이다.[11] 오직 흡연자만을 생각하며 정리한 내용이니 일독하기를 권한다.

1. 비가공식품

가능한 가공되지 않은 자연 상태의 식품을 섭취하라! 사과주스보다는 사과! 패스트푸드, 인스턴트 음식, 가공식품은 줄이자. 식품 라벨에서 첨가물 목록이 길면 일단 피하라. 마트에 가면 중앙보다는 주변부를 돌아라. 아니면 천 년 전 사람이라고 상상하고 그 당시에도 구할 수 있었을 법한 음식들을 선택하라.

2. 채소 및 과일

비타민제는 신선한 채소와 과일 속에 있는 다양한 천연물질을 대체하지 못한다. 흡연이 비타민C, D, 엽산의 흡수와 대사를 방해하므로 이러한 손상분을 부분적으로나마 보충할 수 있도록 관련 성분이 포함된 채소와 과일을 적당량 섭취하자. 하루에 적어도 5접시의 채소와 과일을 먹을 것을 추천한다. 단, 당뇨 환자는 주의할 것!

3. 소금

짠 음식은 심장과 뼈에 좋은 칼륨과 마그네슘이 부족하다. 과량의 소금 섭취는 심장병, 뇌졸중, 위암, 콩팥질환, 고혈압, 뼈 약화, 운동 유발성 천식, 속쓰림, 다리부종 등을 유발할 수 있다. 짜지 않은 음식이라도 가공식품 라벨을 확인해서 150mg 이상의 나트륨을 함유하고 있다면 적정량만 먹는 것이 좋다.

4. 탄수화물

정제되고 가공된 탄수화물을 과다 섭취하는 것은 당뇨와 심장질환 등을 일으킬 수 있으므로 주의해야 한다. 예를 들면 흰 밀가루, 설탕을 함유한 정제된 탄수화물 섭취를 피하거나 줄이자. 또한 액상 과당이 포함된 음식은 특별히 주의하자. 단것과 가공된 녹말은 특히 주의해야 하는데 흡연자 중 많은 수가 치아에 문제가 있기 때문이다.

5. 지방

• 트랜스 지방

가장 나쁜 형태의 지방이 트랜스 지방이다. 대표적으로 마가린과 식물성 쇼트닝 대두와 면실유로 만든 고체로 된 식물성 유지 에 많이 포함되어 있다. 식품을 사면 꼭 영양성분 라벨을 확인하고 트랜스 지방이 '0'인지를 확인하는 습관을 갖자.

• 오메가3

오메가6 대 오메가3 섭취 비율을 4:1 이하로 맞추는 게 중요하다. 오메가6를 너무 많이 섭취하면 만성염증 위험성을 증가시켜 심장질환, 자가면역질환, 심지어 우울증이나 기분장애 발생에 영향을 준다. 오메가6는 채소나 씨앗 기름 등에서 섭취할 수 있다. 샐러드드레싱, 마요네즈 같은 소스에는 상당량의 오메가6가 함유되어 있다. 오메가3는 기름진 생선, 예를 들면, 연어, 고등어, 정어리, 청어 등에 풍부하다. 하지만 이 생선들을 너무 많이 섭취하면 수은에 과다 노출될 수 있다. 오메가3는 EPA, DHA를 포함한 보충제를 통해서도 섭취할 수 있다. 가장 중요한 것은 오메가3의 절대 섭취량보다 오메가6 대 오메가3의 비율이다.

• 포화 지방

포화 지방은 혈중 콜레스테롤 수치를 높이는 주요 원인으로 각종 심장질환과 뇌졸중 발생 위험을 높이는 요소로 알려져 왔다. 하지만 최근 포화 지방에는 다양한 종류가 있고, 그중에서 건강에 악영향을 미치는 포화 지방은 일부에 지나지 않는다는 연구 결과가 속속 발표되면서 포화 지방이 다른 시각에서 재조명을 받고 있다. 때문에 포화 지방을 '나쁜 지방'이라고 분류하기는 어렵다. 포화 지방이 다량 함유되어 있는 식품으로는 각종 육류, 우유, 치즈, 버터 등과 같은 유제품, 가금류 껍데기 등이 있다. 포화 지방 섭취에 있어 주의할 점은 과다하지 않게 적정량을 섭취하는 것이다.

6. 단백질

가능하면 매끼 단백질을 섭취하자. 단, 탄 고기, 가공된 고기, 소금에 절인 생선 등을 과다하게 섭취하는 것은 주의하자.

7. 섬유질

섬유실이 풍부한 식사를 하자. 신선한 채소, 과일, 견과류, 콩류, 정제하지 않은 통곡물 등을 통해 충분히 섭취하자.

8. 인공감미료

인공감미료가 포함된 음료와 식품을 멀리하자. 당뇨와 비만의 위험을 증진시킬 수 있다.

9. 음료

물은 자주 챙겨 마시자. 커피는 심장질환, 치매, 파킨슨 질환, 통풍, 담석 등의 예방에 도움이 될 수 있으나 크림이나 설탕을 많이 섞어 마시면 칼로리가 지나치게 높아질 수 있다. 다량의 커피는 흡연자에게 흔히 발생하는 위산 역류, 속쓰림을 일으킬 수 있으니 주의하자. 녹차는 흡연으로 인한 폐 손상을 보호하고 폐암 발생을 감소시킬 수 있다는 연구가 있어 흡연자에게는 좋은 음료다. 또한 커피와 차를 너무 뜨겁게 마시면 식도암 위험을 증가시킬 수 있으니 주의하라.

10. 우유

과다한 우유 섭취가 전립선암, 난소암 및 파킨슨 질환을 증가시킨다는 보고가 있으니 주의가 필요하다. 특히 탈지유가 건강에 좀 더 해롭다는 보고도 있다.

11. 술

적당량의 술_{남성은 하루 1-2잔, 여성은 1잔}은 심장질환, 뇌졸중, 당뇨, 담석, 류머티즘 관절염, 골다공증, 치매 등을 감소시킬 수 있다는 보고가 있다. 하지만 여성의 경우 적정량을 마신다고 해도 유방암 위험을 증가시킬 수 있다. 흡연자의 경우 적정량의 음주가 뇌졸중 발생을 감소시키는 효과는 없다는 보고도 있다. 또한 음주가 흡연자의 두경부암, 식도암, 위암, 폐암의 발생 위험을 추가로 증가시킬 수 있으므로 흡연자는 음주에 대해서는 특히 신중해야 한다.

8가지 건강 식이요법

두 번째로 소개하는 식습관은 영국 NHS에서 권장하는 8가지 건강 식이요법이다.[12]

1. 녹말 음식을 식사의 기본으로 하자

매 끼니 식사의 1/3은 녹말 음식으로 구성하자. 녹말 음식으로는 감자, 시리얼, 파스타, 쌀, 빵 등이 있다. 가능하면 정제되지 않은 원료를 선택하자. 녹말 음식이 살을 찌게 한다고 걱정하는데 오히려 같은 용량의 지방보다 칼로리가 적다.

2. 많은 양의 채소와 과일을 먹자

세계보건기구는 하루에 최소 400g의 채소와 과일을 섭취하라고 권장한다. 하루에 5인분 1인분=80g 의 채소와 과일을 골고루 섭취하자. 영국에서는 '5 A Day'라고 해서 하루에 다섯 가지 색깔의 다른 채소와 과일 5접시 먹기 운동을 하고 있다. 1접시의 양은 200cc 컵에 사과 몇 조각을 담아놓은 정도니 그리 부담스럽지 않을 것이다.

3. 더 많은 생선을 먹자

생선은 단백질과 여러 비타민 및 미네랄을 함유하고 있다. 일주일에 최소 2인분 이상의 생선을 섭취하도록 하자. 그중 1인분은 오메가3를 많이 함유한 생선을 섭취하자. 단, 캔으로 포장된 가공된 생선과 훈제된 생선은 소금이 많이 함유되어 있을 수 있으니 주의하자.

4. 포화 지방과 설탕 섭취를 줄이자

지방은 꼭 섭취해야 하지만 포화 지방을 너무 많이 포함하고 있진 않은지 주의할 필요가 있다. 포화 지방은 혈액 속 콜레스테롤 수치를 증가시켜 심장질환 위험을 증가시킬 수 있기 때문이다. 포화 지방은 단단한 치즈, 케이크, 비스킷, 소시지, 크림, 버터 등에 많이 포함되어 있다. 이와 반대로 불포화 지방 식품은 식물성 기름, 생선 등에 많이 포함되어 있다. 한편, 현대인은 설탕을 과다 섭취하는 경향이 있다. 설탕이 많이 함유된 식품과 음료는 칼로리가 높아서 자주 섭취하면 체중 과다를 초래할 수 있으니 주의가 필요하다.

5. 소금을 적게 먹자

소금 과다 섭취는 혈압을 증가시킬 수 있다. 그런데 우리가 섭취하는 소금의 약 3/4은 음식 속에 이미 포함되어 있다. 음식을 구입할 때 영양성분을 확인하여 100g당 1.5g 이상의 소금이 함유되어 있다면 소금 양이 많은 것에 속한다. 성인과 11세 이상의 아이는 하루에 6g 이상의 소금을 섭취하지 않는 것이 좋으며, 어린아이일수록 더 적게 섭취해야 한다. 참고로 세계보건기구는 하루 5g 미만의 소금을 섭취할 것을 권장한다.

6. 적정 체중을 유지하자

건강한 식단을 유지한다는 것은 체중을 적절히 유지하는 데 중요한 역할을 한다. 특히 칼로리가 많은 음식은 줄이자.

7. 수분 섭취를 충분히 하자

우리는 탈수를 방지하기 위해 하루에 1.6~2 l 의 수분을 섭취해야 한다. 이것은 음식으로 섭취하는 것 이외의 양을 말하며, 날씨가 덥거나 운동량이 많으면 더 많은 수분 섭취가 필요하다.

8. 아침을 거르지 말자

체중을 감량하기 위해 아침을 거르는 사람들이 있다. 하지만 연구에 따르면 아침 식사를 하는 것이 체중을 조절하는 데 더 효과적이라고 한다. 건강한 아침 식사는 균형 잡힌 식사를 위해 중요하다.

암 예방을 위한 식습관

마지막으로 소개하는 자료는 미국 암학회에서 암 예방을 위해 권장하는 영양 섭취법이다.[13] 특히 흡연자들은 각종 암을 유발하는 독성물질에 노출된 만큼 눈여겨볼 내용이라 생각되어 소개해 본다.

1. 건강한 체중을 유지할 수 있을 만큼 음식과 음료 양을 조절하자

① 식품을 고를 때는 항상 영양성분 라벨을 체크해 칼로리 등을 확인하자. 그리고 저지방, 무지방이 반드시 저칼로리를 의미하는 것은 아니라는 것을 기억하자.

② 고칼로리 식품을 적게 먹자.

③ 칼로리가 높은 튀김 음식, 아이스크림, 도넛 등 단 음식보다는 채소와 통과일, 그 밖의 저칼로리 음식을 선택하자.

④ 설탕이 들어간 음료인 청량음료, 스포츠드링크, 과일향 음료를 줄이자.

⑤ 외식할 때는 칼로리, 지방, 설탕이 적은 것을 선택하고 너무 큰 사이즈는 주문하지 않도록 주의하자.

2. 가공육과 붉은 고기를 적게 먹자

① 베이컨, 소시지, 스팸, 핫도그 등 가공육 섭취를 줄이자.

② 붉은 고기인 소, 양, 돼지고기보다는 생선이나 닭, 오리와 같은 가금류나 콩을 섭취하자.

③ 붉은 고기를 먹을 때는 기름기 없는 부위를 선택해 적게 먹자.

④ 고기, 가금류, 생선은 기름에 튀기거나 숯불에 굽기보다는 오븐이나 가스불에서 굽거나, 끓는 물에 익혀서 먹자.

3. 매일 적어도 2.5접시의 채소와 과일을 먹자

① 식사할 때마다 채소와 과일을 함께 먹자.

② 매일 다양한 채소와 과일을 먹자.

③ 채소와 과일은 통째로 먹길 권장한다. 주스를 마신다면 100% 채소 및 과일 주스를 선택하자.

④ 채소와 과일을 먹을 때 크림소스, 드레싱 등을 너무 많이 사용하지 말자.

4. 정제된 것보다 정제되지 않은 곡류를 선택하자

① 빵, 파스타, 시리얼 등을 고를 때 정제되지 않은 곡물을 사용한 제품을 선택하자.

② 기타 정제된 탄수화물 식품인 과자, 사탕 등을 많이 먹지 말자.

Chapter 07
흡연자에게 항산화제는 독이 될 수 있다

합성비타민 형태로 베타카로틴, 비타민A, 비타민E를 섭취하는 것을 주의하자.
흡연자가 베타카로틴을 합성제제로 섭취하면 폐암 발생률이 증가할 수 있다.

건강해지는 마법의 약은 없다!

각종 영양제와 비타민에 대한 재미있는 이야기를 들은 적이 있다. 한 점원이 건강을 위해선 이런저런 비타민과 영양제를 먹어야 한다고 이야기하자 손님은 전체 가격을 묻고는 엄청난 약값에 놀라서는 이렇게 되물었다.

"그 많은 영양제를 사기 위한 돈을 마련하지 못해 생기는 스트레스를 가라앉힐 약은 없나요?"

요즘 표현대로 웃픈웃기고 슬픈 일이다. 한 알만 먹으면 마법처럼 몸이 정화되는 그런 약이 있다면 얼마나 좋을까? 그런데 그런 약이 실제로 존재한다면 정말로 좋기만 할까? 친한 친구 얘기로 대신 답해볼까 한다.

그 친구는 유능한 의사고 의과대학 시절부터 고혈압 약을 복용해왔다. 이 친구의 습관은 회식이 잡힌 날에는 꼭 비만약^{지방흡수}을 챙겨 먹는 거였다. 살찐다고. 그런데 비만약을 챙겨 먹는 날은 엄청나게 먹었다. 물론 술도 많이 마셨다. 그런데 그 약물이 그 친구에게 정말로 도움이 됐을까? 단순하게 심리적 위안만을 준 건 아니었을까? 그 친구는 여전히 폭음을 즐기며 체중 역시 전혀 줄지 않았다. 그러니 고혈압은 말해 무엇하랴.

이 이야기를 듣고 이렇게 이야기하는 사람도 있을 것이다.

"복용하는 약이 약한 것은 아닐까?"

"약이라도 챙겨 먹었으니 그 정도 유지하겠지."

여전히 마법 같은 약물에 대한 기대를 포기하지 않는 사람들일 것이다.

그렇다면 흡연에 관해서는 어떨까? 흡연에도 과연 마법같은 약이 있을까? 불행인지 다행인지 아직은 없다. 내가 아는 한. 그렇다고 실망하진 마시길. 건강을 위한 마법의 약이 없다는 건 담배를 안 피우는 사람들에게도 해당하는 이야기이기 때문이다.

우리가 주변에서 가장 흔히 볼 수 있는 신비의 명약에는 각종 비타민제, 영양제, 항산화제 등이 있다. 이러한 보충제 광고들을 보면 건강하지 못할 이유가 없을 듯하다. 하지만 이것들이 광고만큼 효과가 있을까? 불행히도 최근까지 진행된 권위 있는 연구 결과에 따르면 이들 합성물질을 각각 또는 함께 복용하더라도 사망률을 낮추지도, 암 발생률을 줄이지도, 심혈관질환을 예방하지도 못하는 것으로 나타났다.

특히 베타카로틴Beta-Carotene, 비타민A, 비타민E는 오히려 사망률을 5% 증가시킬 수 있으며, 암 발생 예방에도 전혀 효과가 입증되지 못했을 뿐 아니라, 방광암의 경우 항산화제 복용으로 발생률이 오히려 52%나 증가한 것으로 나타났다.[14] 그리고 각종 비타민제와 항산화제들의 심혈관질환 예방 효과에 대해서는 이미 효과가 없다는 임상실험 결과가 보고되었다.

여기서 흡연자가 꼭 기억해야 할 사항은 항산화제 중 하나인 베타카로틴비타민A 전구물질을 보충제로 섭취했을 때 사망률이 높아지는 것은 물론 폐암 발생률이 10~20% 증가한다는 사실이다. 담배로부터 몸을 보호하려고 습관적으로 보충제를 복용하고 있다면 베타카로틴 성분이 포함되어 있는지 꼭 확인해보길 바란다. 혹 떼려다 더 큰 혹을 붙일 수 있으니 반드시 주의해야 한다. 약이라면 독약이라도 먹는 사람이라면 특히 주의하라!

왜 항산화에 관심을 가져야 할까?

일부 독자들은 지금까지의 내용에 내심 실망했을지 모른다. 믿고 있었던 만병통치약 비타민이 되레 사망률을 높일 수 있다니 무슨 일인가 싶을 것이다. 실망한 사람 중에는 이렇게 생각하는 사람도 있을 것이다.

"그럼 도대체 무얼 먹으라고? 채소고 과일이고 다 먹으면 안되겠네?"

폐암 발생을 증가시킨다는 베타카로틴은 당근, 시금치, 호박에 많이 들어 있는데 그렇다면 흡연자는 당근, 시금치, 호박 같은 걸 먹으면 폐암에 더 빨리 걸리는 게 아니냐고 생각할 수도 있을 것이다. 그렇지만 다행히도 앞서 언급한 비타민과 항산화제는 전부 합성물질에 대한 이야기다. 채소와 과일을 통해 섭취하면 우리가 알고 있는 상식처럼 건강에 이롭다. 즉, 각종 비타민과 항산화제는 합성물질이 아닌 음식으로 섭취하는 것이 가장 효과적이다.

여기서 잠깐! 도대체 항산화, 항산화하는데 항산화란 정확히 무엇일까? 그리고 왜 흡연자들이 이것에 관심을 가져야 할까? 우리 몸은 생명유지를 위해, 에너지 생성을 위해 산화 과정이 필요하다. 이 과정 중에 발생하는 부산물이 활성산소인데 이것은 '몸의 배기가스'라고 불리기도 한다. 이 산화 과정은 매우 필수적인 요소지만 세포의 구조나 기능을 파괴하기도 한다. 즉, 과다한 산화 과정은 세포를 파괴하고 만성적인 염증을 유발시키며 이것이 암 발생의 주요한 원인이 되기도 한다. 따라서 모든 생명체는 여러 형태의 항산화 시스템을 유지하고 있는데 스스로 항산화 효소와 물질을 만들거나 외부에서 섭취해야 한다.

그런데 담배 연기 속에는 활성산소는 물론 체내에 들어와서 산화 과정을 촉발시킬 물질들질소 함유 물질, 타르 등이 다량 포함되어 있다. 동물 임상실험 결과 흡연은 체내에서 산화에 의한 DNA 손상을 증가시키고, 간접적으로는 체내의 항산화제비타민C, 비타민E, 베타카로틴, 글루타티온 농도를 감소시킨다는 것이 밝혀졌다. 왜 흡연자가 항산화에 대해 관심을 가져야 하는지 알겠는가?

남들은 어쩔 수 없이 생성되는 몸속 배기가스인 산화물질을 없애기 위해 몸에 좋다는 것을 이것저것 챙겨 먹고 있는데, 흡연자는 오히려 스스로 몸 안에 배기가스를 밀어 넣고 있는 것이다. 조금 펴서 괜찮을 거라고 자신을 위로하는 사람도 있을 것이다. 하지만 담배를 반 갑만 펴도 우리 몸의 중요한 면역세포인 림프구의 DNA 파괴가 증가한다는 연구 결과가 있으니 절대 안심할 수만은 없다.

이쯤에서 다음과 같은 생각을 하는 흡연자가 있을 것이다. 담배를 피워서 떨어진 항산화제 농도를 밖에서 채워주면 해결되지 않느냐고 말이다. 이론적으로는 맞는 말이다. 하지만 앞서 언급했듯이 합성제제를 통해서 그런 효과를 기대하는 건 아직 어렵다. 베타카로틴은 오히려 해롭기까지 하니 말이다. 따라서 항산화물질을 따로 보충하고 싶다면 약품이 아닌 음식을 통해 섭취하는 것이 정답이다.

그래도 여전히 의심의 눈초리로 바라보는 독자를 위해 최신 연구결과들을 〈표 7-1〉에 간략하게 정리해보았다.

항산화 식품	연구 결과
클로렐라[15]	한국 성인 남성 흡연자가 6주간 클로렐라를 섭취한 결과 혈장 내 비타민C, 토코페롤 및 항산화 효소 농도 증가, 림프구 DNA 손상 감소
아몬드[16]	중국 젊은 성인 남성 흡연자가 4주간 아몬드를 섭취한 결과 혈청 내 토코페롤 및 항산화 효소 농도 증가, 혈액과 소변 내 산화 대사물 양 감소
녹색 채소[17]	한국 성인 남성 흡연자가 8주간 녹색 채소 음료를 섭취한 결과 림프구 DNA 손상 감소
항산화물[18]	음식을 통해 여러 항산화물을 골고루 섭취하면 폐암 발생 위험 감소
녹차[19]	성인 남녀 흡연자가 4개월간 녹차를 하루 4잔 마시면 혈장 및 소변 내 항산화 물질인 카테킨 증가, 소변 내 산화 대사물 양 감소. 반면 물과 홍차를 마신 실험군에서는 효과 없음
홍삼[20]	젊은 성인 남성 흡연자가 하루 1.8g의 홍삼을 4주간 복용했을 경우 동일한 기간 동안 항산화제를 복용했을 때와 같이 혈장 내 항산화물질 농도 증가, 산화 대사물 양 감소
오렌지·당근[21]	성인 남성 흡연자가 3주간 오렌지와 당근 주스를 마신 결과 혈장 내 아스코르브산과 베타카로틴 농도 증가, 저밀도 지단백질 산화 과정 감소

표 7-1 항산화 식품과 흡연에 관한 연구 결과

비타민과 여러 영양소에 대한 건강한 상식

잔뜩 기대하고 읽었는데 너무 허무하다고 생각하는 사람도 있을 것이다. 야박하다 탓하지 말길 바란다. 건강을 챙기는 지름길은 무엇을 추가로 하는 것보다 기존의 잘못된 습관을 줄이는 데 있다. 마법의 약이 없다고 실망하기보다 지금껏 불필요하게 복용해오던 약들을 줄여나가는 것이 백번은 더 이롭다.

이를 돕기 위해 추가로 비타민과 여러 영양소에 대한 정보를 간략하게 정리해보았다. 비워야 비로소 새로운 것을 채울 수 있다. 잘못된 상식은 버리고 건강한 상식을 채워 넣길 바란다.

〈표 7-2〉의 내용[22]은 모두 합성제제를 복용했을 때 기대되는 효과에 대한 평가다. 앞서 말했듯이 음식으로 섭취할 땐 합성제제와 달리 몸에 이롭다. 하지만 의사의 진단 또는 처방에 따라 복용하는 합성제제는 철저히 담당 의사의 처방을 따라야 한다.

〈그림 7-1〉은 지금까지의 이야기를 요약한 것이다. 그 어떤 훌륭한 음식도 흡연의 해로움을 완벽하게 제거하고 예방할 수는 없다.

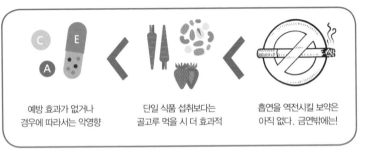

그림 7-1 비타민과 항산화 식품 효과에 대한 비교 모식도

합성 제제	기대 효과	식품 선택
멀티 비타민	· 장기간 규칙적으로 복용하더라도 심장질환이나 암 예방에는 이득이 없다. 오히려 장기간 복용 시 해로울 수도 있다. · 흡연자에게 베타카로틴과 비타민A가 포함된 멀티비타민이 폐암을 증가시킨다는 연구 결과가 있다.	· 신선한 채소와 과일을 통한 비타민 섭취는 약물로 흡수하는 것과 달리 건강에 이롭다.
비타민C	· 규칙적인 복용이 심장질환, 암, 사망 위험을 감소시킨다는 근거가 없다. · 성인 대부분은 일상적인 식사만으로도 적정량의 비타민C를 섭취하고 있고, 음식으로 섭취하는 것이 약물에 의한 섭취보다 몸에 이롭다.	· 녹차, 고추, 대추, 무, 브로콜리, 쑥, 시금치, 아스파라거스, 연근, 양배추, 토마토, 피망, 딸기, 망고, 블루베리, 오렌지, 자몽, 키위, 파인애플
비타민D	· 햇볕에 의해 체내에서 합성되는 비타민이기 때문에 실내에서 오래 생활하는 사람에겐 부족할 수 있다. · 고등어, 연어, 정어리 같은 생선을 제외하고는 비타민D를 다량 함유한 식품이 없어서 이러한 생선을 즐겨 먹지 않는 사람들에게는 결핍이 발생할 수 있다. · 실내생활을 오래 하는 사람은 의사에게 체내 비타민D 양을 확인받고 부족할 경우 비타민D를 복용하는 것이 좋다. · 비타민D가 부족하면 골절 위험성이 증가할 뿐만 아니라 사망률 증가 및 암, 심장질환, 당뇨, 면역력 저하, 우울증, 치매, 만성통증, 두통, 다발성 경화증 등 질병 발생률이 증가한다. · 과다 복용 시에는 신장 결석, 과다한 칼슘 수치로 인한 신장 손상이 발생할 수 있으니 주의가 필요하다.	· 고등어, 연어, 정어리
비타민B	· 비타민B를 복용한다고 피로회복, 원기회복 등의 효과를 준다는 임상적 근거는 없으며, 비타민B가 부족한 환자에게 일시적인 효과가 있을 뿐이다. · 비타민B6를 장기간 복용하면 신경 손상을 일으킬 수도 있으니 주의가 필요하다.	· 고기류, 가금류, 생선, 달걀, 우유, 치즈

비타민B	· 위궤양약(PPI, H2 blocker)이나 특정 당뇨약(메포민) 장기복용자, 완전채식주의자, 크론병과 같은 위장병 환자는 비타민B12 결핍이 있을 수 있으니 확인이 필요하다. · 비타민B9(엽산)은 임신 계획 중인 여성에게 추천한다. 즉, 태아의 신경관결손을 예방하기 위해 임신 전 복용을 권장한다. · 엽산을 과다 복용하면 대장암, 폐암, 전립선암 발생을 증가시킬 수 있다는 보고가 있으니 주의가 필요하다. 그렇지만 약물이 아닌 식품으로 섭취하는 엽산은 건강에 이롭다.	· 통곡물, 콩(단, 여기에는 비타민B12는 함유되어 있지 않음. B12는 동물성 식품에만 포함되어 있음) · 비타민B9이 풍부한 식품은 간, 달걀노른자, 잎사귀 채소, 렌즈콩, 완두콩, 통곡물, 멜론, 오렌지 주스
비타민E	· 사망률 감소, 특히 암과 심장질환 예방 효과가 없다. 오히려 전립선암, 폐암, 심장질환 위험성을 증가시킬 가능성이 보고되었다. · 유일한 장점은 만성폐쇄성폐질환 발생 위험을 약간 감소시킬 수도 있다는 점뿐 전반적으로 득보다 실이 많다.	· 견과류, 땅콩, 씨앗류, 살구, 시금치, 아보카도, 올리브
칼슘	· 일상적인 식사로 적정 칼슘 섭취를 하고 있다면 약물 형태의 추가적인 칼슘 섭취는 필요 없다. · 장기간 칼슘제를 과다 복용하면 심장 발작, 뇌졸중 위험이 증가하며, 신장 결석 위험도 증가한다고 하니 무분별한 칼슘제 섭취는 주의가 필요하다.	· 다량 함유 식품 : 연어, 정어리, 무화과, 아몬드, 참깨, 헤이즐넛 · 소량 함유 식품 : 녹색 콩, 렌즈콩, 병아리콩, 완두콩, 콩류, 통곡물, 브로콜리, 살구, 오렌지, 오크라, 달걀
철분	· 철분 결핍이 확인된 경우에만 보충제 복용이 필요하다. · 과도한 철분 섭취는 심장, 간, 관절, 췌장을 손상시킬 수 있으니 주의가 필요하다.	· 간, 고기류, 가금류, 생선, 녹색 채소, 당밀, 시금치, 렌즈콩, 콩
생선 기름 (오메가3 제제)	· 대부분의 지방에는 오메가6(과량 복용 시 몸에 해로움)가 많고 오메가3는 부족하다. · 식물성기름과 마요네즈 등에는 오메가6가 다량 함유되어 있기 때문에 생선 기름에 포함된 오메가3를 섭취하는 것이 좋다. · 오메가3를 보충제로 적당량 섭취하면 심장질환 예방이나 우울증에 효과가 있다고 하지만 보충제를 과다섭취하면 오히려 출혈 위험성이 증가하니 주의해야 한다.	· 오메가3도 생선 간에서 추출된 것보다 통생선에서 얻은 것이 더 좋다. 왜냐하면 간에는 여러 가지 몸에 해로운 화학물질들이 포함되어 있을 가능성이 있기 때문이다.

표 7-2 합성제제 섭취 시 기대 효과와 식품 선택

Chapter 08
니코틴 해독 식품 믿어도 될까?

흡연자에게 좋은 녹차, 고추, 당근을 챙겨 먹자!

니코틴 해독 식품, 정말 효과가 있을까?

재미난 제품이 있어 소개한다. '니코제로'다. 흡연자만을 위한 음료! 믿거나 말거나지만 실존 음료였다. 1997년 6월 동원산업에서 무, 모과, 복숭아를 주원료로 한 기능성 음료를 출시해 실제 7백 원에 시판했다. 성인 남성 10명 중 7명이 담배를 피우던 시절이었으니 그런 음료가 나올 법도 했다.

LG생활건강에서도 목 보호 기능성 음료 '네카'를 출시했다. 이 음료 역시 목에 좋다는 모과와 배, 박하, 유칼립투스를 넣어 갈증 해소와 가래 제거에 초점을 두었다. 불과 15년 전 일이다. 금연이 대세인 요즘 기준으로 본다면 격세지감을 느끼지 아니할 수 없다.

하지만 요즘에도 인터넷상에 각종 니코틴 해독 식품에 대한

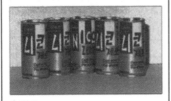

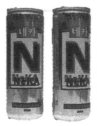

흡연자용 음료 개발

동원산업은 9일 흡연자용 음료인 「니코제로」(사진)를 개발, 판매에

나섰다.

이 음료는 무·모과·복숭아 등을 원료로 사용, 니코틴제거 및 거담 작용이 뛰어나다고 회사측은 밝혔다. 값은 캔당 700원

목보호 음료 '네카'시판

LG생활건강은 3일 20~30대 직장남성을 위한 목보호 기능성 음료 「네카」(사진)를 선보였다.

목에 좋다는 모과와 배, 박하, 유칼립투스를 함유한 이 음료의 소비자가격은 캔(242ml)당 700원。

흡연자용 음료 '니코제로'와 목 보호 기능성 음료 '네카' 신문광고.

출처 : 각각 〈경향신문〉 1997년 6월 10일자와 6월 4일자

정보들이 즐비하다. 대부분 건강에 이로운 식품들이니 별반 의구심을 갖진 않는다. 그렇지만 항상 개운치 않다. 담배를 피워 몸으로 흡수된 니코틴은 2시간이면 벌써 혈액에서 반으로 줄어들고 늦어도 3일이면 몸 밖으로 완전히 배출된다. 그러니 굳이 니코틴 해독 식품이 필요할까 싶다. 자연히 배출될 틈도 없이 구름과자를 먹는 사람들이라면 이해될 법도 하다. 방 안 가득 뿌연 담배 연기가 가득 차 있다면 창문 외에도 환풍기 하나쯤 달아놓을 법 할 테니 말이다. 그런데 또 이 환풍기가 얼마나 제 역할을 할까 하는 의문이 꼬리에 꼬리를 문다. 그래서 이참에 어떤 것들이 해독 식품으로 인터넷상에서 소개되고 있는지, 그리고 그것이 얼

마나 유용한지 살펴보려 한다.

Nicotine Detoxification Diet vs 니코틴 해독 식품

영어 단어를 해석하면 당연히 같은 말이다. 이 내용은 이 책 제일 마지막에 넣으려다 생각을 바꿨다. 먼저 짚고 넘어가는 게 나을 듯싶어서다. 나 역시 니코틴 해독 식품을 쥐 잡듯 검토해보기 전엔 이 말이 당연히 같은 말인 줄 알았다. 그런데 아니더라. 못 믿겠다면 직접 찾아보라.

외국 검색엔진에서 Nicotine Detoxification Diet를 검색해보고, 우리나라 사이트에선 '니코틴 해독 식품'으로 검색해 비교해보라. 차이는 이렇다. 외국은 니코틴에 중독된 뇌를 원상태로 회복시키는 데 도움이 되는 방법을 소개하고, 우리나라는 니코틴을 몸 안에서 빨리 분해하고 제거하는 데 도움이 되는 식품을 소개한다. 이것을 간략하게 비교하면 〈표 8-1〉과 같다.

한국	외국
니코틴 해독 식품	Nicotine Detoxification Diet
물, 녹차, 유자, 당근, 은행, 율무, 된장, 연근, 다시마, 무, 도라지, 배, 모과, 복숭아, 양파, 브로콜리	건강한 식단, 고탄수화물 식사, 금주, 규칙적인 식사, 충분한 수분 섭취
체내에서 독소 배출	금단증세 극복, 흡연충동 억제

표 8-1 우리나라와 외국과의 니코틴 해독 비교

이제 차이가 이해되는가? 쉬운 예로 설명해보겠다. 금연 상담을 할 때 나는 흡연자에게 '뇌가 니코틴에 푹 젖어 있다'고 설명한다. 그래서 담배를 끊어도 뇌에서 니코틴을 완전히 쥐어짜 내려면 3개월은 걸린다고 말이다. 이 이야기는 뇌세포 안에 니코틴이 존재한다는 것이 아니라 흡연으로 인해 뇌세포의 니코틴 수용체 숫자가 증가했다는 뜻이다.

오랜 흡연으로 인해 증가한 뇌세포 안의 니코틴 수용체가 원상태로 돌아가려면 노력과 시간이 필요하다. 이것은 흡연충동과 금단증세를 최대한 지혜롭게 극복해야만 가능한 일이지 니코틴 자체를 몸 밖으로 빨리 배출한다고 해결되는 일이 아니다. 재차 강조하지만 니코틴은 3일 안에 분해되어 완전히 몸 밖으로 배출된다. 문제는 니코틴을 갈망하는 뇌세포 안의 니코틴 수용체다.

외국에서는 니코틴 해독 방법을 소개할 때 이러한 과정을 돕는 아주 기본적인 식사 규칙을 제시한다. 하지만 우리나라에서는 다양한 니코틴 해독 식품을 제시한다. 즉, 금연에 도움이 되는 식사 규칙보다는 과도한 흡연으로부터 간접적으로나마 몸을 보호하는 데 적합한 식품 정보를 제공하고 있는 셈이다. 이처럼 같은 말이라 할지라도 목표가 무엇이냐에 따라 그 의미가 전혀 달라진다. 그렇다면 독자 여러분은 어떤 목표를 가지겠는가? 체질을 바꿀 것인가? 아니면 먹는 음식만 바꿀 것인가?

니코틴 해독 식품에는 무엇이 있을까?

그럼에도 불구하고 어떤 식품들이 니코틴 해독 식품으로 소개되고 있는지 속속들이 파헤쳐봤다. 우선 잘 알려진 니코틴 해독 식품들의 일반적인 효능을 살펴보고 그것의 타당성에 대한 내 짧은 소견을 덧붙였다.

인터넷을 검색해서 나온 신문이나 잡지 기사, 개인 블로그 등을 통해 총 16가지 식품을 선정해서 분석해보았다. 일렬로 나열해보면 물, 녹차, 유자, 당근, 은행, 율무, 된장, 연근, 다시마, 무, 도라지, 배, 모과, 복숭아, 양파, 브로콜리 이렇게 총 16가지다. 그냥 보기만 해도 건강해지는 느낌이 들지 않는가?

이제 하나하나 살펴보도록 하겠다. 방식은 기존에 알려진 효능을 정리한 다음 내 소견을 다는 방식으로 했다. 나름 별점도 매겨보았으니 참고하기 바란다. 별 5개가 최고점이고, 별 1개가 최하점이다. 조금은 긴 여정이 될 수 있으니 미리 경고해두겠다.

1. 물 ★★★★☆

물은 몸속에 축적된 니코틴을 녹여 소변으로 배출하는 역할을 한다. 담배를 피우면 니코틴이 침에 녹아 위장으로 들어가게 되는데 물을 마시면 위를 보호할 수 있다. 따라서 담배를 피우기 전에 미리 물을 마시는 습관을 들여라. 또한 아침 공복에 물을 마시면 흡연 욕구가 덜해진다.

소견 이건 반론의 여지가 없다. 앞서 건강습관에서도 물을 통해 수분을 충분히 섭취하라고 재차 강조했으니 말이다. 수분 섭취가 많을수록 소변량도 증가하니 니코틴은 물론 몸 안의 노폐물 배출을 증가시키는 효과도 있다. 그리고 공복 시 물을 마시면 흡연 욕구가 감소한다는 것 또한 많이 권장되고 있는 꿀팁이다. 그런데 담배를 피우기 전에 물을 마시라는 권고는 크게 도움이 될지 확신이 서질 않는다. 흡연량 자체를 줄이는 게 흡연 전에 물을 마시는 것보다는 훨씬 좋을 것이다.

2. 녹차 ★★★★★

담배를 피우면 비타민C가 소모된다. 녹차는 비타민C의 양이 레몬의 5~8배에 달하므로 담배를 피우는 사람에겐 꼭 필요한 식품이다. 녹차의 카테킨Catechin 성분이 니코틴과 결합해 배출을 돕는다. 또한 녹차는 이뇨작용에도 도움이 되기 때문에 매우 유용한 식품이다.

소견 흡연을 하면 간접적으로 체내의 항산화제인 비타민C 농도가 감소하는 것은 맞다. 그리고 녹차는 단위 중량당 비타민C 함량이 가장 많은 식품인 것도 맞다100g당 약 500mg의 비타민C 함유. 단, 주의할 점은 비타민C가 열에 매우 약하다는 것이다. 즉, 물의 온도가 80℃보다 높으면 비타민C가 파괴된다. 따라서 녹차를 마실 때는 끓는 물을 찻잔에 부은 후 어느 정도 식은 후에 녹차를 넣어 마셔야 한다.

　참고로 고추에도 비타민C가 풍부한데100g당 200~300mg의 비타민C 함유 감기에 걸리면 콩나물국에 고춧가루를 듬뿍 뿌려 먹으면 좋다는 말에는 선조의 지혜가 담겨 있다. 콩나물국을 끓일 때 고춧가루를 넣으면 비타민C가 파괴되니 밥상에 올라온 후 적당히 식었을 때 고춧가루를 넣고 먹는 것이 좋다. 해장국 먹을 일이 많은 흡연자에겐 꿀팁이다!

한편, 녹차를 마시면 혈액 속에 카테킨이라는 항산화물질이 증가한다. 그래서 흡연으로 인해 생긴 활성산소의 체내 산화 과정을 감소시키는 효과를 기대할 수 있다. 이와 함께 카테킨은 중금속 제거, 혈중 콜레스테롤 저하, 항균작용, 구취 제거 등의 이로움이 있다. 하지만 카테킨이 니코틴과 결합해 배출을 증가시킨다는 것은 그 근거를 찾기가 어렵다. 그런데 그런 작용이 있다고 한들 앞서 언급했듯 니코틴은 몸속에서 빠르게 분해되어 자연 배출되기 때문에 큰 이득이 있을지는 의문이다. 단, 녹차는 카페인 성분이 있어서 이뇨작용을 해 소변으로 니코틴 배출이나 여타 다른 노폐물 배출을 촉진시키는 효과를 기대할 수 있다. 그런 점에서 별 5개 만점!

3. 유자 ★★★★☆

담배 한 개비를 피우면 약 25mg의 비타민C가 파괴된다. 따라서 흡연자가 비타민C가 풍부한 유자차를 마시면 부족해진 비타민C를 보충하는 효과를 볼 수 있다. 또한 유자의 비타민C는 알코올 분해를 도와 숙취 해소에 도움이 되며 감기 예방에도 탁월하다.

소견 유자에는 비타민C가 많다. 유자 100g당 비타민C가 105mg 함유되어 있어 감귤류 중에서는 최고라 할 수 있다. 흡연으로 인해 감소한 비타민C를 보충할 수 있으니 흡연자에게는 좋을 수밖에 없다. 담배 한 개비가 비타민C 25mg을 파괴한다는 보고가 있고 따라서 미국 보건성은 흡연자에게 비흡연자보다 비타민C를 1일 35mg 더 섭취할 것을 권장하고 있다.

참고로 비타민C 1일 섭취 권고량은 성인 남성 90mg, 성인 여성 75mg, 노인은 120mg이다.

유자는 이외에도 유익한 성분이 두 가지 더 들어 있다. 구연산citric acid과 리모넨Limonene이다. 구연산은 유자의 신맛을 담당하는 성분으로 피로회복과 소화증진 효과를 지니고 있는 것으로 알려졌으며, 리모넨은 항산화물질인 피토케미컬phytochemical의 일종이다. phyto는 '식물'을, chemical는 '화합물'을 뜻하는 단어의 합성어다. 식물이 해충과 병원균으로부터 자신을 보호하기 위해 생성하는 보호물질로 최근 항암물질로 개발 중이다.

하지만 안타깝게도 유자의 비타민C가 알코올 분해를 도와 숙취 해소에 효과적이라는 정보는 찾아볼 수 없었다. 다만 비타민C와 구연산이 피로회복에 효과가 있으므로 숙취 해소에 도움을 주지 않을까 싶다. 알코올 분해로 숙취를 해소해주는 것은 단연 콩나물에 함유된 아스파라긴산asparaginic acid이라는 사실, 참고로 기억하길 바란다!

4. 당근 ★★★★★

담배를 자주 피우는 사람은 비타민A가 부족해져서 폐암에 걸릴 확률이 높아진다. 당근은 비타민A가 풍부하고 발암물질을 해독하는 테르펜_{terpene}이 함유되어 있어 많이 먹으면 좋다. 하지만 껍질에 베타카로틴이 많이 들어 있으므로 껍질은 가볍게 긁어내고 먹는 것이 좋다. 당근은 기름에 볶아 먹으면 흡수율이 높아진다. 한편 생당근을 다른 채소와 함께 먹으면 당근이 다른 채소의 비타민C를 파괴하므로 같이 먹지 않을 것을 권한다.

소견 우선 하나 분명히 집고 가겠다. 담배를 피우면 체내 비타민A, 비타민E, 셀레늄, 아연이 감소한다는 연구 결과는 분명히 존재한다. 또한 비타민A가 부족한 사람에게서 폐암 발생률이 증가하는 경향이 있다는 연구도 있다. 그리고 비타민A 전구물질인 카로티노이드_{carotenoid}가 풍부한 채소와 과일을 많이 섭취하면 폐암 발생률이 감소한다는 보고도 있다.

하지만 비타민A를 경구 형태의 합성제제로 복용할 경우에는 이득이 없다는 연구 결과가 있다. 더욱 중요한 것은 합성물질로 비타민A 전구물질인 베타카로틴을 복용했을 때 폐암 발생률이 10~20% 증가할 수 있다는 점이다. 이것은 아무리 강조해도 지나치지 않다. 즉, 어떤 경로로 비타민A를 섭취하느냐가 중요하다. 당근과 같은 식품에서 직접 얻을 것인가 아니면 비타민 약으로 먹을 것인가? 해답은 이미 이야기했다. 당근이 정답이다!

당근은 체내에서 비타민A로 전환되는 카로틴_{카로티노이드의 한 종류}이 풍부하므로 흡연으로 손실된 비타민A를 보충할 수 있고, 그로 인해 폐암 발생률 감소를 기대할 수 있다. 하지만 껍질에 베타카로틴이 많이 있다고 해서 제거하고 먹을 필요까지는 없다. 합성물질이 아닌 채소에서 흡수되는 베타카로틴은 오히려 폐암 예방에 도움이 될 수 있으니 제거할 필요 없다.

한편, 당근에는 테르펜이 많아 발암 물질을 해독하는 데 좋다. 당근의 비타민A 전구물질인 카로틴은 분자구성 및 형태상 테르펜의 일종_{더 정확하게는 테트라테르펜}이다. 그래서 앞서 인용한 문장은 표현이 잘못됐다. 즉, 당근에는 비타민A도 많고, 또 테르펜도 많다고 이야기하는 것은 당근에는 카로틴도 많고, 또 카로틴도 많다고 이야기하는 셈이다. 물론 내용은 맞다. 분자 구조상 테르펜에 속하는 카로틴을 채소로 섭취하면 폐암 발생률을 줄일 수 있다는 보고가 있기 때문이다.

당근의 영향에 대해 이야기하면서 복잡하게 테르펜 이야기를 한 것은 일차적으로는 인터넷상에서 재차 복사되어 인용되고 있는 내용을 한 번쯤 짚고 넘어가야겠다는 생각 때문이고, 진짜 이유는 테르펜에 대해 흡연자들에게 잠깐이나마 소개하기 위해서다. 왜냐하면 테르펜에 대해 제대로 알면 숨만 쉬는 것만으로도 건강에 한 발짝 더 다가설 수 있기 때문이다.

피톤치드_{phytoncide}라는 말을 한 번쯤은 들어보았을 것이다. 피톤치드는 식물이 각종 병충해와 같은 외부 위험요인으로부터 자신을 보호하기 위해 공기 중으로 분비하는 휘발성 기체를 뜻한다. phytoncide는 '식물'을 뜻하는 phyton과 '죽이다'를 뜻하는 cide의 합성어다. 이 피톤치드의 분자구조가 테르펜이다. 그래서 테르펜이라고 하면 식물에서 분비되는 휘발성 기체, 즉 나무 향을 지칭한다고 보면 된다.

인체에 테르펜이 흡입되면 중추신경을 자극해 기분을 좋게 만들어주는 진정작용을 한다. 그리고 이 테르펜 성분 중에는 통증 완화, 항균, 항염증 그리고 더 나아가 항암 효과까지 기대할 수 있는 물질들이 있다고 보고되고 있다. 물론 이러한 효과는 단기간에 얻을 수 있는 건 아니다. 그러니 시간과 장소가 허락되는 한 자주 건강한 나무와 식물의 향을 느껴보는 것은 어떨까? 먹지 않고 숨만 쉬어도 테르펜을 쉽게 얻을 수 있다는 사실, 또 하나의 꿀팁이다!

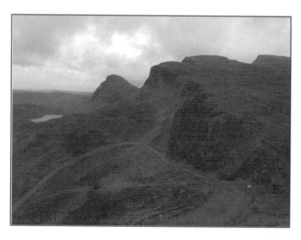

피톤치드를 소나기로 퍼부어주었던 치유의 장소
영국 스코틀랜드 아일 오브 스카이(Isle of Skye) 전경.

5. 은행 ★★☆☆☆

은행은 기관지에 좋기로 소문난 식품이다. 은행은 가래를 없애주고 폐를 맑게 한다. 하지만 은행을 그냥 먹으면 독성이 있으므로 반드시 겉껍질을 벗기고 구워서 먹어야 한다. 또한 한 번에 많이 먹는 것은 금물이다. 하루에 볶은 은행 3~4알 정도만 먹는 것이 좋다. 껍질을 안 까면 쉽게 산화하므로 껍질을 벗기고 냉동보관 하도록 한다.

소견 은행은 한방에서 오랫동안 진해, 거담용 약제로 사용되어 왔다. 그래서 위의 내용에 대해 크게 의문을 갖진 않았다. 그런데 국내 인터넷 포털사이트 지식백과 중 음식백과에서 '은행'을 검색해보면 혈관계질환 예방, 혈액노화 방지가 그 효능으로 나와 있으며, 폐의 기능에 대해서는 언급된 것이 없다. 그렇다면 해외에서는 어떻게 사용되고 있을까?

은행은 영어로 ginko nut이다. 검색 결과 미국에서는 식품의약청에서 은행을 음식물, 식품첨가물로 사용하는 것을 허용하지 않는다. 이유는 성인의 경우 하루 10개 이상 먹을 시 신경독소인 은행독소Ginkotoxin, 4'-O-methylpyridoxine 에 중독될 수 있기 때문이다. 중독 증상은 복통, 오심, 구토, 신경 불안정이나 발작이 있으며 심하면 사망에까지 이를 수 있다. 또한, 은행에는 소량의 비타민B 복합체와 구리, 철 등 미네랄이 포함되어 있을 뿐 기관지염에 효과적인 성분은 없다.

미국 내 인터넷 사이트에서는 ginko nut이 중국, 한국, 일본에서 별미로 인식되고 있으며, 특히 기관지, 천식에 효능이 있는 것으로 믿고 있다고 설명하고 있다. 즉, 외국에서는 은행은 폐 기능 개선제로 여기지는 않는다는 것이다. 따라서 맛을 위해 소량 먹는 것은 문제가 없겠지만 흡연으로 인한 폐 기능 감소, 특히 가래를 없애기 위해 은행을 과다 복용하는 것은 위험하다. 물론 한의학적으로는 반론의 여지가 충분히 있을 수 있으며, 오랜 기간 처방되어 오면서 축적된 임상 경험 또한 존중되어야 할 것이다.

6. 율무 ★☆☆☆☆

율무는 니코틴을 해독하는 데 도움을 주고 간 기능을 활성화시킨다. 또한 율무는 흡연으로 인해 생긴 가래를 멈추게 하는 효과가 있으며, 물과 함께 이뇨작용을 도와 니코틴을 배출하는 데도 효과가 있다. 율무를 현미, 보리와 함께 섞어 밥을 지어 먹으면 밥맛도 고소하고, 볶은 율무를 가루로 만들어서 미숫가루처럼 물이나 우유에 타서 마셔도 좋다.

소견 율무는 남성들이 멀리하는 식품이다. 정력을 감퇴시킨다는 괴담 때문이다. 하지만 이것은 진짜 괴담이다. 율무가 지닌 이뇨작용으로 인해 생긴 잘못된 상식인 듯싶다. 오히려 율무는 동맥경화의 원인이 되는 혈중 콜레스테롤 수치를 낮춰주는 효과를 지니고 있으니 오히려 그 반대의 기능이 있다. 하지만 여기서 주목하는 부분은 율무가 진짜 니코틴을 해독시켜주는 데 도움을 주고 가래를 멈추게 하는 효과가 있느냐다.

지금까지 연구된 결과들을 찾아본 결과 율무는 알레르기 반응 완화, 암 예방 및 치료, 생리통 완화, 위궤양 예방, 골다공증 예방, 체중감소 등의 효과가 있다. 하지만 연구를 통해 니코틴 해독과 가래 제거 효과를 입증한 것은 없었다. 현재 율무의 효과에 대해서는 항암 치료, 당뇨 치료 등과 관련해 지속적으로 연구 중이며, 앞에 언급한 효능들이 모든 사람에게 동일하게 효과가 있다고 보기에는 여전히 그 근거가 부족하다. 물론 효능을 밝혀내지 못했다고 해서 효능이 없다고 단정 지을 수는 없기 때문에 한의학적 효능에 대해서도 귀를 열어놓아야 할 것이다. 단, 율무와 관련해 주의해야 할 사항이 있다. 그것은 임산부에게 유산의 위험을 일으킬 수 있다는 것이다. 흡연과는 상관없지만 이점은 꼭 알아두길 바란다.

7. 된장 ★★★☆☆

된장은 최고의 항암 식품으로 널리 알려져 있을 뿐만 아니라 해독능력도 뛰어나다. 잔류 농약 등 화학물질은 물론 담배의 독소를 분해하고 니코틴을 배출하는 효과도 있다.

소견 된장은 무조건 통과시켜야 한다. 사실 된장을 여기에 넣은 것은 반칙에 가깝다. 된장이 무엇인가. 한국의 대표적인 발효식품으로 필수아미노산, 불포화 지방산, 유기산, 비타민B1, B2, 미네랄 등이 풍부해 항암 효과는 물론 이미 다양한 건강상의 이로움 간 기능 강화, 항산화, 혈당 강하, 혈전 용해 효과 등 이 밝혀졌으니 두말해야 잔소리다.

물론 앞서 올바른 식습관에서도 이야기했듯 몸에 아무리 좋아도 너무 많이 먹으면 염분을 과다하게 섭취할 수 있으니 저염식을 하고 있다면 주의가 필요하다. 된장찌개 한 그릇에는 염분이 2,000mg 함유되어 있는데, 이것은 세계보건기구의 1일 권장량에 해당하는 양이다.

또한 발효된 된장은 그 자체만으로도 항암 효과가 있다고 보고되고 있지만 짠 된장찌개를 지나치게 섭취하는 것은 위암의 원인이 될 수 있으므로 주의해야 한다. 국내에서 된장을 평균보다 많이 먹는 사람이 평균보다 적게 먹는 사람에 비해 위암 발생률이 1.62배 높다는 연구 결과도 있다. 위암 예방을 위해서는 하루 81g 이하된장 4큰술, 주당 570g 이하로 섭취할 것을 권장한다.[23] 흡연은 위암의 위험요인인 만큼 흡연자에게는 특히 주의가 필요하다. 여기서 문제의 핵심은 된장 자체라기보다는 그 속에 포함된 짠 염분 성분 때문일 것이다.

그렇다면 된장이 담배의 독소를 분해하고 니코틴을 배출하는 효과가 있는가? 우선 된장이 간 기능을 개선한다는 것은 명확히 밝혀져 있다. 우리 몸에서 독소를 분해하는 기능을 담당하는 간이 튼튼해지니 당연히 흡연으로 인해 몸속으로 흡수된 다양한 독소들을 분해하는 데도 도움이 될 것으로 판단된다. 특히 니코틴을 분해하는 효소로 알려진 CYP2A6도 간에 존재하는 효소니만큼 니코틴 분해와도 전혀 무관하지는 않을 것이다.

하지만 된장이 흡연으로 인한 체내의 산화작용을 해소하고 흡수된 독소와 니코틴을 분해하거나 배출시키는 데 직접 연관되어 있다는 국내외 연구는 찾기 어려웠다. 된장의 효능은 간 기능 개선 및 항산화작용에 효과적이다라는 데 초점을 맞추는 것이 맞을 것 같다. 왜냐하면 니코틴을 분해해주는 효소가 간에서 활성화될수록 꼭 장점만 있다고는 할 수 없기 때문이다. 이론적으로는 니코틴이 빨리 분해될수록 금단증세가 더 빨리 오고 흡연 충동도 더 많이 발생할 수 있어서 금연에 더욱 불리하게 작용할 수도 있다. 물론 완전히 금연한다면 빨리 분해되어 없어지는 것이 도움이 될 수도 있겠지만, 니코틴은 그냥 두어도 2시간 후면 혈액 내에서 반 이하로 감소하고 3일 이내에 몸 밖으로 완전히 배출되기 때문에 그렇게 큰 이득은 아니다.

8. 연근 ★★★★☆

연근은 천식, 감기 환자에게 좋은 식품이다. 담배를 피우는 사람이 먹으면 폐를 건강하게 하는 것은 물론 몸에 쌓인 노폐물이 잘 배출되도록 돕는다. 연근을 갈아서 배즙과 섞어 마시면 폐에 좋다. 한 컵 분량의 연근 즙에 뜨거운 물을 붓고 소금이나 꿀을 넣어 따뜻하게 마신다. 그리고 연근 마디에 영양이 많으므로 버리지 말고 국에 넣어 끓여 먹으면 좋다.

소견 연근은 참 아삭하니 맛있는 음식이다. 맛만 있는 게 아니라 적당한 칼로리에 풍부한 섬유질이 변비를 막아주고, 뮤신mucin은 소화촉진을, 탄닌tannin은 소염작용 및 지혈작용을, 비타민C는 피로회복을, 비타민B6는 신경안정에, 미네랄구리, 철분, 아연, 마그네슘 등 은 신진대사 활성에 이바지하는 참 좋은 식품이다.

그런데 나의 관심은 언제나 흡연자에게 어떤 도움을 줄 수 있느냐다. 엄밀히 말하자면 앞의 인용 글은 조금은 과장된 면이 없지 않아 있다. 연근을 먹는다고 해서 흡연자의 폐를 온전히 건강하게 만들 수는 없을 것이다. 연근이든 무엇이든 담배를 완전히 끊는 것만큼 폐 기능을 향상시킬 수는 없을 테니깐 말이다. 따라서 정확한 표현은 '흡연으로 인한 피해로부터 폐를 보호하는 데 도움을 줄 수 있다' 정도일 것이다.

조사를 해보니 연근은 국내뿐만 아니라 해외에서도 허브차의 한 종류로 폐의 독소를 제거하는 천연재료로 권장되고 있었다. 또한 연근차는 기침에 효과가 있으며 가래 형성을 조절하고 천식 또는 다른 호흡기 증상을 개선하는 효과도 있다고 소개되어 있다. 전통적으로 기침이나 호흡기질환이 있을 시 지속적으로 사용되어 왔기 때문에 그 효능에 대해서는 크게 의구심을 가질 필요는 없을 것 같다. 맛도 맛이지만 연근에는 건강에 이로운 물질이 종합세트처럼 들어 있으니 말이다.

9. 다시마 ★★★★☆

다시마는 혈액을 맑게 해주고 암을 예방하는 효과가 있다. 장에서 독소가 흡수되는 것을 막아 몸 밖으로 배출시킨다. 말린 다시마는 익힌 것에 비해 영양이 풍부하므로 다시마 조각을 간식 삼아 먹으면 좋다. 그리고 잘 씻은 다시마에 올리브유를 조금 넣고 다시마 밥을 지어 먹어도 좋다. 단, 밥이 끓어오를 때 다시마를 빼야 쓴맛이 없다.

소견 다시마 표면에 끈적끈적하게 만져지는 물질인 알긴산alginate은 몸속에 침투한 미세먼지, 탄산가스, 중금속 등 각종 노폐물을 흡착해서 배출해주는 효과가 있다. 따라서 담배 연기 속 미세먼지를 배출해주는 더할 나위 없이 좋은 식품이다. 이것은 미역도 마찬가지다. 알긴산은 혈액 속 콜레스테롤 수치를 떨어뜨려 주는 효과뿐 아니라 섬유질이 많아서 변비에도 좋다. 또한 풍부한 칼륨 성분은 혈압을 낮춰주는 효과도 있으니 심혈관질환 발병률이 높은 흡연자에게 좋은 식품이라 하겠다. 하지만 암을 예방해준다는 이야기에 대해서는 확실한 근거가 없다.

10. 무 ★★★★★

무는 과다흡연으로 인한 목 보호에 좋으며, 흡연자에게 부족한 비타민C와 수분이 풍부하다. 특히 니코틴을 중화시키고 이뇨작용을 통해 니코틴 등 노폐물을 배출하는 효과가 뛰어나다. 평소 무생채나 무국, 무김치 등 무로 만든 요리를 자주 섭취하면 좋다.

소견 무는 칼로리는 적고 수분이 많아 체중조절에 이롭고, 풍부한 소화효소를 지니고 있어 소화 촉진제로서의 효과가 있다. 또한 무는 여러 항산화제, 넉넉한 비타민C, 다양한 미네랄 등 건강 에너지가 듬뿍 들어 있는 훌륭한 식품이다. 특히 무에 들어 있는 항산화제 중 설포라페인sulforaphane은 강력한 항산화 효과를 지닌 것은 물론 항암 효과와 위의 헬리코박터균 활성을 억제하는 효과도 있는 것으로 알려졌다. 더군다나 식물이 해충으로부터 자신을 보호하기 위해 만든 피토케미컬인 인돌indoles을 함유하고 있어 독소를 분해하는 효과까지 지니고 있다.

그렇다면 흡연자의 관점에서 보면 어떨까? 일단 무는 흡연자에게 부족할 수 있는 비타민C를 공급해줄 수 있다는 점에서 합격점을 줄 수 있다. 또한 항산화제와 피토케미컬이 흡연으로 인해 발생한 활성산소와 독성물질들을 완화해준다. 더불어 무에서 추출한 물질을 인체의 폐암세포에 사용한 결과 암세포를 사멸했다는 연구 결과도 있으니 흡연자에게는 더할 나위 없는 식품이다.

그러나 무가 목을 보호하고, 니코틴을 중화하며, 이뇨작용을 통해 니코틴을 배출한다는 내용과 관련된 연구는 찾기 어려웠다. 여러 가지 자료를 검토해본 결과 이런 식의 해석은 가능한 것 같다. 비타민C가 많이 들어 있어 감기에 효과적이니 목을 보호한다고 해석할 수 있고, 해독작용을 하는 피토케미컬이 있으니 니코틴도 독소라 생각해니코틴도 과다한 양이 체내에 들어오면 사망에 이를 수 있으니 당연히 독소라 할 수 있다 중화된다고 해석할 수도 있을 것 같다. 또한 무의 풍부한 섬유질은 장내 노폐물을 제거해주니 노폐물 제거라는 표현도 나올 수 있고, 수분이 많이 함유되어 있어 이뇨작용에도 영향을 주니 이뇨작용이 있다고 해석했을 수도 있을 것 같다. 이렇게 보면 정말 가능성이 무궁무진한 무다!

11. 도라지 ★★★★★

예로부터 목에 좋은 대표적인 식품으로 도라지가 사용됐다. 도라지에는 칼슘, 섬유질, 철분, 무기질, 단백질, 비타민 등이 함유되어 있으며, 그중 대표적으로 사포닌Saponin 속에 포함된 플라티코딘platyicodin 이란 성분은 진해, 거담작용을 하며, 기관지 섬모운동 활성화와 높은 항균력으로 목의 통증 완화에도 도움을 준다.

소견 그렇다. 도라지와 배가 기침이나 가래에 좋다는 이야기는 많이 들었을 것이다. 이미 오래전부터 감기와 호흡기질환에 사용됐고 최근에는 외국에서도 도라지 가루가 생약제제로 소개되었을 정도다. 특히, 약을 먹기 어려운 임산부에게 권하고 있다. 그러니 오랜 흡연으로 인해 잦은 기침과 가래로 불편한 사람이라면 도라지 가루를 따뜻한 물에 꿀이나 설탕과 함께 타서 마시면 좋다.

도라지가 이렇게 기침과 가래에 효과적인 이유는 쓴맛을 담당하는 플라티코딘Platycodin이라는 물질 때문이다. 이 물질은 사포닌사포닌은 인삼에서 항암 효과를 담당하는 물질로 유명하다 에 속하는 것으로 진통작용, 항염증작용, 항궤양작용, 해독작용, 호흡기의 면역력 향상 및 항암 효과가 있는 것으로 알려졌다.

도라지는 최근 국내외에서 유행하는 '컬러푸드' 중 화이트푸드에 속한다. 해외에서 '무지개를 먹자'Eat a Rainbow 라는 표어로 소개된 컬러푸드 열풍은 다양한 색깔의 채소와 과일을 섭취하자는 취지다. 그중 화이트푸드에는 도라지를 비롯해 배, 무, 양배추, 마늘, 양파 등이 있다. 이들의 흰색 색소를 담당하는 안토크산틴Anthoxanthin 은 플라보노이드 계열 flavonoid는 식물에서 합성된 물질 중 하나다 에 속하는 것으로 항산화 및 항염증작용은 물론이고 콜레스테롤을 낮춰주어 동맥경화 예방에 도움이 된다고 한다. 정말 버릴 게 없는 도라지다. 거침없이 별 5개!

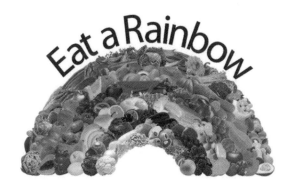

'무지개를 먹자'라는 다양한 색상의 컬러푸드가 주목받고 있다.

12. 배 ★★★★☆

배는 대표적인 목 건강식품으로 기침과 가래를 멎게 해주고 면역력을 높여주는 효능이 있는 것으로 알려져 있다. 특히 배 속에 들어 있는 강력한 항산화물질인 루테올린Luteolin 성분은 높은 온도에서 끓일수록 효능이 높아진다고 한다.

소년 배는 노라지와 함께 오랫동안 기침과 가래를 다스리는 데 사용됐다. 그러니 오랜 흡연으로 인해 기침, 가래가 심한 사람들에게는 더할 나위 없이 좋은 과일이다. 이것은 배 안에 포함된 루테올린이라는 항산화물질 때문이다. 이와 더불어 배 안에 포함된 풍부한 칼륨은 혈압을 높이는 체내 나트륨을 소변을 통해 배출시켜 혈압조절에도 도움이 된다. 이 밖에도 과당이 풍부해 피로회복에 좋고, 소화효소가 있어 식사 후 간식으로도 좋으며, 아스파라긴산까지 있어 숙취 해소에도 도움이 된다. 맛도 좋고 몸에도 좋아서 흡연자에게 딱 좋은 과일이다. 그러니 식당에서 후식으로 배가 나온다면 꼭 챙겨 먹길 바란다.

13. 모과 ★★★★☆

모과는 니코틴 제거와 거담작용에 뛰어난 효과를 지니고 있다.

소견 우선 거담작용부터 살펴보자. 모과에는 사포닌이라는 성분이 들어 있다. 앞서 도라지에서도 언급했듯이 이 사포닌 성분은 기침과 가래 해소에 도움을 준다. 그렇다면 니코틴을 제거한다는 이야기는 어떨까? 모과에는 사포닌과 함께 구연산과 비타민C가 포함되어 있다. 이 두 가지는 모두 항산화작용과 피로회복에 효과가 있지만, 니코틴을 제거한다는 근거는 찾지 못했다. 그렇지만 구연산과 비타민C가 흡연으로 인해 발생한 활성산소를 제거하여 몸을 보호하고, 특히 피로를 없애주어 신체 활력을 회복시켜준다면 간에서의 니코틴 분해와 신장을 통한 배출도 좀 더 원활해지지 않을까 생각한다.

전통적으로 모과는 기관지질환에 자주 사용되고, 임산부의 입덧은 물론 속이 울렁거리는 위장장애에도 이용되었으며, 근육통에도 쓰였다고 한다. 따뜻한 차로 마시면 향긋하고 몸에도 좋은 정말 일석이조인 식품이다.

▶ 여기서 잠깐! 구연산에 대해 추가 정보를 하나 알려줄까 한다. 구연산은 모과를 비롯해 레몬, 감귤, 매실에 포함된 성분으로 시큼한 맛을 낸다. 구연산은 포도당보다 10배의 피로회복 효과가 있는 것으로 알려져 있다. 또한 살균작용이 있어 오래전부터 천연살균제로 사용되었고, 장 속의 나쁜 균의 증식을 억제해 변비 등에도 좋다. 그뿐만 아니라 항산화작용을 해 신장 결석 예방에도 도움이 된다.

14. 복숭아 ★★★★☆

복숭아는 냄새만 맡아도 해독이 된다고 이야기한다. 그만큼 해독 효과가 높다는 뜻이다. 담배를 피웠을 때처럼 몸에 독성이 퍼졌을 때 자연치유로 해독이 안 되는 경우 복숭아를 먹으면 몸 안의 독소 성분을 밖으로 배출해 독소를 줄여준다. 특히 복숭아는 니코틴 제거와 거담작용에 뛰어난 효과가 있는 것으로 알려졌는데, 이는 복숭아에 함유된 구연산과 주석산 등 유기산이 니코틴을 제거해주기 때문이다.

소견 진짜일까? 우선 복숭아가 니코틴을 제거하는 효과가 있다는 부분부터 살펴보자. 이것 역시 외국 사이트에서는 전혀 검색되지 않는 효능이다. 다만 국내 인터넷 사이트에는 '복숭아, 니코틴'이라고 검색해보면 줄줄이 니코틴 제거 효과가 있다고 나온다. 우선 기본적인 특징부터 살펴보자.

복숭아에는 당 성분과 함께, 구연산, 비타민A와 C, 그리고 펙틴pectin 등이 함유되어 있다. 구연산과 주석산이 마치 니코틴 제거와 거담작용에 뛰어난 것처럼 알려졌는데 모과의 효능을 이야기할 때 잠시 언급했듯 구연산에는 니코틴 제거 효과가 없다. 구연산과 주석산은 항산화작용을 하는데 이것은 니코틴이 아니라 활성산소를 제거하는 것이다. 반복된 이야기지만 니코틴 제거는 3일 안에 저절로 이루어지며, 빠른 제거를 원한다면 충분한 수분섭취를 통해 소변으로 배출 양을 늘리면 된다.

좀 더 빠르게 니코틴을 분해하고 싶다면 니코틴을 분해하는 효소인 CYP2A6가 간에 존재하므로 간 기능을 개선시키면 니코틴 해독에 도움을 줄 수는 있을 것이다. 이런 방법이라면 구연산과 주석산이 일정 정도 역할을 할 수 있다. 이 둘은 피로물질인 젖산을 몸에서 빨리 제거해줌으로써 간의 부담을 덜어줄 수 있으니 니코틴 분해가 좀 더 원활해질 것이다. 조금 복잡한 이야기이긴 하다. 나도 빨리 복숭아 하나 먹고 다시 힘을 내야겠다. 참, 거담작용은? 이건 아무리 찾아봐도 연결할만한 것이 없다. 하지만 한의학 분야에서 오랫동안의 경험으로 효과가 입증되었다면 쓰지 않을 이유가 없지 않을까 생각이 든다.

15. 양파 ★★★★☆

양파는 껍질에 많은 폴리페놀polyphenol 성분을 가지고 있는데 이것이 니코틴을 해독한다. 또한 퀘세틴quercetin이라는 성분이 니코틴을 체내에서 무해한 성분으로 바꿔 탁월한 해독 효과를 발휘한다. 퀘세틴은 양파를 볶거나 튀겨도 95% 이상 보존된다고 한다.

소견 구운 양파는 정말이지 아주 맛있다. 그런데 여기에도 니코틴을 해독한다는 두 개의 물질이 언급되었다. 이것들은 양파껍질에 많다고 소문난 폴리페놀과 퀘세틴이다. 폴리페놀은 항산화물질로 체내에서 활성산소를 제거해주는 역할을 하고, 퀘세틴은 혈관의 만성염증을 막아 동맥경화 예방 효과가 있다고 보고되고 있다. 그렇지만 이 두 물질이 니코틴 자체를 제거한다는 근거는 역시나 찾기 어렵다.

하지만 양파는 간 기능을 개선하는 효과가 있으며, 혈중 콜레스테롤을 감소시키고, 동맥경화의 원인이 되는 혈전을 제거하는 효과를 지니고 있어 몸에 아주 유익하다. 양파의 효과는 니코틴 제거 자체가 아니라 흡연자의 몸을 흡연의 해로움_{심혈관질환}으로부터 방어할 수 있는 무한한 잠재력을 지니고 있다.

16. 브로콜리 ★★★★★

브로콜리는 카로틴이 풍부하다. 카로틴은 활성산소를 제거해 금연에 도움이 된다. 또한 금연에 좋은 비타민C도 시금치보다 3배 이상 풍부하다. 니코틴 해독과 빠른 배출을 위해선 간의 해독기능을 강화하는 것이 중요한데 이를 돕는 황 성분도 풍부하다.

소견 우와! 브로콜리에 대한 설명은 만점이다. 브로콜리는 카로틴이 풍부하다. 카로틴은 항산화작용을 하기때문에 흡연 이후 생긴 체내의 활성산소를 제거해 금연에도 도움이 된다. 또한 비타민C가 풍부해 흡연자에게 특히 부족한 비타민C를 채워준다. 그리고 바로 이 대목! 브로콜리가 직접 니코틴을 분해하고 제거한다고 표현하지 않았다. 그렇다! 니코틴 해독은 간에서 하는 것이니 간의 해독 기능을 강화시켜주는 것이 중요하다.

또한 브로콜리에 든 황$_{Sulfur}$ 성분이 최근 주목받고 있다. 황은 체내에서 다양한 효소의 원료가 되며 항산화 작용과 해독작용에 중요한 역할을 하는 것으로 보고되고 있다. 특히 간에서 해독작용을 하는 효소의 활성화를 돕는다고 하니 니코틴 분해를 강화시킬 것으로 기대된다. 역시 세계 10대 건강식품에 뽑힌 브로콜리답다.

참고로 브로콜리는 양배추와 함께 비타민U 성분이 풍부해 위염이나 위궤양 치료에 좋으며, 헬리코박터균을 억제해주기도 한다. 또한 셀레늄 성분이 함유되어 있어 노화 방지 및 항암 효과가 있고, 철분이 풍부해 빈혈에도 좋다. 흡연자를 위한 매우 훌륭한 식품이다.

별표 개수	해당 식품
★★★★★	녹차, 당근, 무, 도라지, 브로콜리
★★★★☆	물, 유자, 연근, 다시마, 배, 모과, 복숭아, 양파
★★★☆☆	된장
★★☆☆☆	은행
★☆☆☆☆	율무

표 8-2 흡연자에게 좋은 식품

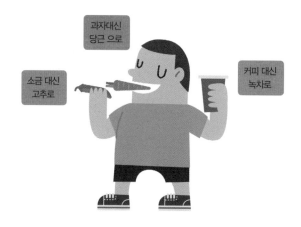

그림 8-2 흡연자에게 좋은 대표적인 식품

'녹고당'은 '녹차', '고추', '당근'의 앞 글자를 조합한 말이다. 흡연자의 건강한 식사를 위해 기본이 되는 원리를 압축해서 만든 저자의 신조어다. 자세한 설명은 〈표 8-3〉과 〈표 8-4〉에 나와 있다.

녹차	커피 대신 녹차로	– 비타민C 풍부(피로회복, 항산화) – 카페인의 이뇨작용으로 체내 노폐물 배출 – 카테킨으로 중금속 제거, 혈중 콜레스테롤 저하 – 흡연으로 인한 위산역류를 악화. 커피 대신 녹차로!
고추	소금 대신 고추로	– 비타민C 풍부 – 저염 식사 성공을 위해 사라진 입맛을 매운 맛으로 극복!
당근	과자 대신 당근으로	– 비타민A 전구물질인 카로틴이 풍부해 폐암 발생률 억제 – 저칼로리 식품(100g당 34kcal)으로 체중조절! – 풍부한 식이섬유로 금연 시 변비 예방

표 8-3 녹차, 고추, 당근의 효능

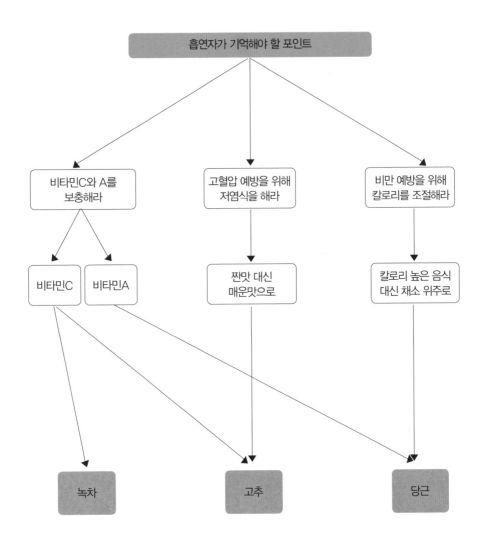

표 8-4 흡연자가 꼭 기억해야 할 식습관

3장

흡연자의 운동

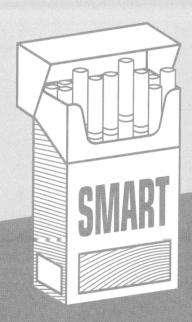

Chapter 09
내 몸의 변화에 민감해지자

몸에 이상이 생긴 것을 느끼는 순간 이미 치료 시기를 놓칠 수 있다.
정기적인 검진 그리고 내 몸의 변화에 민감해지자!

몸이 말해주는 질병 신호를 감지하라

운동은 건강한 삶을 이야기할 때 빠지지 않고 등장하는 핵심주
제다. 하지만 만능스포츠맨으로 소문난 친구가 갑작스럽게 큰 병
을 얻었다는 소식을 종종 접하곤 한다. 그래서 운동에 관한 이야
기를 하기 전에 초기에 큰 병을 알아채는 방법부터 살펴보려 한
다. 여기서 모든 질병을 다룰 수는 없기에 흡연자에게 흔히 발병
하는 질병을 중심으로 검토해봤다.

〈표 9-1〉은 흡연 관련 질병이 초래하는 각 신체 부위별 주요
증상을 표시한 것이다. 그 증상 옆에는 해당되는 질병을 알파벳
으로 표시했다. 독자 중에 다음과 같은 증상이 있을 때는 해당되
는 질병에 대한 세부 내용을 반드시 참고하기 바란다.

무엇보다 가장 좋은 것은 정기적인 건강검진으로 병을 초기

에 발견하는 것이다. 왜냐하면 뒤에서도 자세히 다루었지만 만성 폐쇄성폐질환, 고혈압, 심근경색, 폐암, 췌장암, 대장암, 신장암, 자궁경부암 등은 질병 초기에 자각할 수 있는 증상이 거의 없기 때문이다.

부위	증상
전신	체중감소(G, H, I, J, L), 빈혈(B, L), 피로감(E), 식은땀(F), 황달(J)
머리	두통(E)
치아	치통, 구취, 양치 시 출혈(D)
입안	지속적인 입 안 통증 및 궤양(H)
목 안	쉰 목소리(G, H), 통증(H, I)
가슴	만성기침(A, C, G, H) 가래(A, G), 호흡곤란(A, F, G) 쌕쌕거리는 숨소리(A), 가슴 통증(F, G)
명치부위	속쓰림(B, C), 식후 통증(B), 공복 시 통증(B), 신물 올라옴(C)
상복부	소화불량(B, L), 메스꺼움(B, J), 구토(J), 복통(J)
하복부	흑색변(B, L), 지방변(J), 통증(L, M), 잔변감, 변 굵기의 감소(L)
옆구리	통증(K)
비뇨생식기	혈뇨(K), 배뇨 시 불편함(K, M), 월경 외 비정상적 출혈(M)

표 9-1 신체 부위별 증상과 해당 질병

흡연과 관련된 질병과 증상

A. 만성폐쇄성폐질환

증상 초기에는 별다른 증상이 없다. 대부분 만성적인 기침으로 시작해 점차 호흡곤란이 발생한다. 그리고 가래와 천명음숨을 내쉴 때 쌕쌕 또는 그렁그렁하는 호흡음이 동반된다. 호흡곤란의 경우 처음에는 힘들게 일하거나 빨리 걸을 때 조금씩 숨이 차는 것을 느끼게 되고 시간이 지날수록 간단한 집안일 하는 것조차 힘들 정도로 호흡이 불편해진다. 그리고 병이 진행될수록 밤에 잠자리에서도 호흡이 불편해지고 기침 횟수도 증가하며 가래 양도 많아진다.

담배의 영향 만성폐쇄성폐질환은 흡연이나 공기 오염 등 유해한 입자에 의해 기도와 폐가 딱딱하게 굳으면서 호흡이 곤란해지는 병이다. 주로 40세 이후에 시작되고 발생 가능성이 많은 나이는 60대다. 하지만 10대 시절부터 과도한 흡연을 시작했다면 30대 초반에도 발병할 수 있고, 최악의 경우 폐 이식까지도 해야 한다. 모든 흡연자가 이 질환에 걸리는 건 아니지만 만성폐쇄성폐질환의 가장 큰 원인이 흡연임은 분명하다.

병원에서 어떤 과를 찾아가야 할까? 호흡기내과

B. 위궤양 및 십이지장궤양

증상 1 위궤양은 식후 30분쯤 지난 뒤 명치 끝 부위에서 통증이 시작되는 것이 가장 흔하게 나타나는 증상이다. 통증은 속이 타는 듯한 느낌, 가슴앓이, 속쓰림 등으로 나타나고 30분에서 3시간가량 지속되며 식후 수 시간이 지난 후에 시작되기도 한다. 또한 메스꺼움, 상복부 팽만감, 소화불량, 식욕부진, 체중감소 등을 동반한다. 한편 궤양으로 인해 출혈이 발생할 경우 빈혈이 일어나거나 흑색변_{대변 색깔이 완전히 검은색인 경우}이 나오며, 궤양으로 위 천공이 발생할 경우 급성 복통이 일어날 수도 있다.

증상 2 십이지장궤양은 공복 시 명치 끝 부위의 통증이 가장 주된 증상으로 나타나며, 특히 밤에 자다가 속이 쓰릴 때가 많다. 십이지장궤양으로 인한 속쓰림은 음식을 먹을 때 통증이 일시 완화되기도 하며, 만성인 경우 체한 증상이 나타나기도 한다. 십이지장궤양도 심할 때는 출혈이 발생해 빈혈이나 흑색변이 나올 수 있으며, 십이지장 천공이 발생할 경우 급성 복통이 일어날 수 있다.

담배의 영향 담배를 피우면 위산 분비가 촉진되는 반면 위산으로부터 위를 보호하는 프로스타글란딘_{prostaglandin} 분비가 억제된다. 또한 위장 점막 세포의 재생과 점막하 조직의 혈액순환 등에도 장애를 가져와 궤양을 유발한다. 따라서 흡연자의 위염과 위궤양 발생률이 비흡연자보다 2배 이상 높고, 위궤양에 의한 천공 또는 출혈 등 합병증 발생률도 더 높은 것으로 알려져 있다.

병원에서 어떤 과를 찾아가야 할까? 소화기내과

C. 역류성 식도염

증상 역류성 식도염은 주로 가슴 쓰림, 신물 올라옴, 마른기침 등과 같은 증상이 발생할 수 있다. 가슴 쓰림은 명치 끝에서 목구멍 쪽으로 화끈거리고 쓰린 증상이 나타나고 증세가 심하면 협심증으로 인한 흉통으로 오인할 수도 있다. 또한 역류된 위산이 목 부위까지 올라올 경우 만성적인 목 안 이물감, 후두염, 만성기침 등이 생길 수 있다. 만성기침은 약 5~7% 정도가 역류성 식도염에 의한 것으로 알려져 있다.

담배의 영향 흡연은 식도 아래 괄약근의 압력을 감소시켜 위산 및 위 음식물의 역류를 초래한다.

병원에서 어떤 과를 찾아가야 할까? 소화기내과

D. 치주염

증상 치주염은 치아 주위 조직의 염증을 뜻한다. 칫솔질할 때 잇몸에서 피가 나고 치아가 흔들리는 증상이 나타난다. 또한 잇몸이 들뜬 느낌이 들고 입냄새가 심해진다. 심해지면 잇몸이 볼록하게 붓고 붉게 변하며 통증이 발생하고 치아 간격이 벌어지면서 위치 변화가 생기기도 한다.

담배의 영향 담배의 여러 화학물질이 잇몸의 혈액순환을 방해해 잇몸질환이나 충치가 생기기 쉬운 환경을 만든다. 니코틴은 치석 발생을 증진시켜 충치균이 쉽게 번식하기 때문에 흡연자가 비흡연자와 비교해 치주염에 걸릴 확률은 4배 이상 높다. 심지어 간접흡연에 노출된 아이가 그렇지 않은 아이에 비해 충치가 생길 확률은 2배 이상 높다는 연구 결과도 있으니 쉽게 간과할 문제가 아니다.

병원에서 어떤 과를 찾아가야 할까? 치과

E. 고혈압

증상 고혈압은 뚜렷한 증상 없이 건강검진을 통해 발견되는 경우가 더 많다. 두통, 피로감 등이 일반적인 증상인데 두통은 고혈압에 의한 발생보다는 근육에 피로가 쌓이면서 생긴다. 두통에 의해서도 혈압이 상승할 수 있는데 이를 고혈압으로 인해 발생된 두통으로 오인할 수 있으니 주의해야 한다.

담배의 영향 담배를 피우면 니코틴으로 인해 맥박, 혈압, 심근수축력이 상승한다. 담배 한 개비는 30분 내에 혈압을 상승시키며, 2~3시간에 걸쳐 혈압이 상승하기도 한다.

병원에서 어떤 과를 찾아가야 할까? 순환기내과

F. 협심증 및 심근경색

증상 협심증은 가슴 통증을 동반한다. 이 통증은 가슴이 뻐근한 양상을 띠며, 가슴을 짓누르는 듯한 증상이 나타난다. 또한 안정적일 때에는 통증이 거의 없다가 운동 시, 무거운 물건을 들 때, 추운 날씨에 노출됐을 때 증상이 발생하곤 한다. 협심증은 지속 시간이 5~10분 미만이며 안정 시 없어지는 경향이 있다. 하지만 만일 안정 시에도 통증이 발생하고 지속된다면 심근경색으로 진행될 위험이 크므로 즉시 병원에 방문해야 한다.

심근경색은 아무런 증상이 없다가 갑작스럽게 가슴이 찢어지는 듯한 통증이 발생하고 30분 이상 지속된다. 가슴 통증은 목, 어깨, 왼쪽 팔로 확산되기도 한다. 식은땀, 호흡곤란, 실신 등이 동반될 수도 있다. 평소 협심증 증세가 발생할 수도 있으므로 가슴 통증이 있을 때 가볍게 넘기면 안 된다. 간혹 심근경색이 체한 것과 같은 증상을 보일 수도 있으니 주의가 필요하다.

담배의 영향 흡연은 혈관 확장 기능을 감소시키고, 몸에 해로운 저밀도 콜레스테롤의 산화를 촉진시키며, 혈관 내피세포의 손상을 초래함으로써 동맥경화를 유발한다. 동맥경화는 심장의 혈액순환을 담당하는 관상동맥의 죽상동맥경화를 유발시킴으로써 협심증_{관상동맥이 좁아져 심장 혈액 공급 장애를 일으킴}을 초래하고 이것이 심해지면 관상동맥이 완전히 막혀 심장 근육이 손상을 입는 심근경색이 발생할 수 있다. 하루에 1갑 이상 담배를 피우는 사람은 비흡연자보다 관상동맥질환에 걸릴 위험률이 3~5배 높다. 또한 흡연자는 비흡연자보다 심혈관질환으로 사망할 확률이 1.6배 높다.

병원에서 어떤 과를 찾아가야 할까? 순환기내과

G. 폐암

증상 폐암은 증상이 거의 없어서 더욱 무서운 질병이다. 감기,

기침, 피 섞인 가래, 객혈, 호흡곤란, 흉부 통증, 쉰 목소리와 같은 증상이 발생한다. 폐암 초기에 가장 많이 발생하는 증상은 기침50~75% 진행됐을 때 발생 이다. 그런데 대부분의 흡연자는 단순히 흡연에 의한 기침으로 보고 가볍게 넘기는 경우가 많다. 기침할 때 피 섞인 가래나 피 자체를 뱉어낸다면 폐암의 주요 증상으로 봐야 한다. 뇌로 전이되면 두통, 메스꺼움, 구역질이 발생할 수 있으며, 암의 일반적 증상인 체중감소와 식욕부진이 동반되기도 한다.

담배의 영향 흡연은 폐암 발생의 가장 주요한 요인으로 흡연자는 비흡연자보다 10~20배까지 폐암에 걸릴 위험이 증가한다. 특히 흡연 기간이 길고 흡연량이 많은 인구집단에서 발생하는 폐암 중 90%가 흡연에 의한 것이라고 봐도 무방하다. 또한 폐암으로 인해 사망한 경우 흡연 기간이 일일 흡연량에 비해 더 큰 영향을 끼친다는 결과도 있다.

병원에서 어떤 과를 찾아가야 할까? 호흡기내과

H. 구강암 및 후두암

증상 구강암의 가장 흔한 증상은 호전되지 않는 입 안 통증이며, 그다음으로 호전되지 않는 입 안 궤양이다. 이외에도 혀나 구강 내 움직임이 불편하거나 감각이 이상한 경우, 치아나 턱 주변의 통증, 목에 덩어리가 만져지거나 목에 무언가 걸린 듯한 느낌 등이 지속된다. 후두암의 초기 증상은 쉰 목소리가 나는 것으로 특별한 이유 없이 수주에서 수개월 지속되고 점차 악화되는 양상을 보인다. 후두암이 진행되면 음식물을 삼킬 때 심한 통증이 발생하고 암의 크기가 커지면 음식을 삼키기 힘들거나 숨쉬기가 힘들어지기도 한다. 그 외 후두암 관련 증상으로는 지속적인 인후 통증, 기침 시 피가 묻어 나옴, 지속적인 기침, 이유 없는 체중 감소 등이 있다.

담배의 영향 구강암 환자의 90%가 흡연 경험이 있으며, 흡연 기간이 길고 흡연량이 많을수록 구강암에 걸릴 확률이 높아진다고 한다. 후두암은 흡연자에게 더 자주 발생하는데, 특히 흡연과 동반된 잦은 음주가 후두암 발생을 높인다.

병원에서 어떤 과를 찾아가야 할까? 두경부외과, 이비인후과

I. 식도암

증상 식도암은 음식을 삼킬 때 통증이 발생하거나 삼키는 것 자체가 어려운 증상이 나타난다. 하지만 식도는 잘 늘어나는 성질이 있어 종양 크기가 작으면 증상이 없을 수도 있다. 초기에는 단단한 음식부터 시작해 나중에는 죽이나 물 같은 액체조차 삼키기 어려워진다. 따라서 식사량이 줄게 되고 체중감소와 영양실조가 동반된다.

담배의 영향 장기간의 흡연은 식도암 발생과 직접적으로 연관되어 있다. 매일 1갑 이하의 흡연을 할 경우 식도암이 발생할 위험이 2배, 매일 1갑 이상 흡연할 경우 6.2배까지 발생률이 높아

진다. 특히 음주와 흡연을 같이 하게 되면 식도암 위험성은 약 10~20배까지 급격하게 상승하니 주의가 필요하다. 식도암은 흡연과 연관이 많으므로 후두암, 폐암과 함께 동반되는 경우도 많다.

병원에서 어떤 과를 찾아가야 할까? 소화기내과, 일반외과

J. 췌장암

증상 췌장암은 초기 증상이 거의 없다. 따라서 조기에 발견되는 경우는 약 10%에 그친다. 췌장암이 진행되면서 나타나는 증상으로는 복통, 체중감소가 가장 흔하다. 췌장의 머리 부위에 암이 발생했을 때는 쓸개즙이 배출되는 관을 압박하거나 침범하여 쓸개즙 배출을 방해함으로써 황달을 유발하기도 한다. 그 외 불완전한 소화로 인해 지방변_{대변을 본 후 변기에 기름기가 떠 있는 양상을 보임}, 구토, 메스꺼움 등의 증상을 보이기도 한다. 또한 췌장의 인슐린 분비 장애로 인해 당뇨병이 발생하거나 악화되기도 한다.

담배의 영향 췌장암 환자의 1/3이 흡연으로 인해 유발된다. 췌장암은 흡연으로 인해 발생될 위험이 비흡연자보다 1.7배나 높다. 또한 하루에 1갑 이상 담배를 피울 때는 췌장암에 걸릴 위험이 3배 이상 커진다.

병원에서 어떤 과를 찾아가야 할까? 소화기내과, 일반외과

K. 방광암 및 신장암

증상 방광암의 가장 흔한 증상 중 하나는 혈뇨다. 방광암 환자의 80~90%가 첫 증상으로 혈뇨를 호소한다. 소변이 명확하게 붉은색으로 보일 수도 있고, 녹색으로 보일 수도 있다. 소변을 볼 때 통증이 발생하고, 자주 소변을 보고 싶어지거나 갑작스럽게 소변이 마려운 느낌이 들기도 한다. 방광암으로 소변 통로가 막혔을 때는 신장에 소변이 정체되면서 복부 측면에 통증이 발생하기도 한다. 신장암은 초기에는 특이한 증상이 없다가 병이 진행되면서 혈뇨, 옆구리 통증 등이 나타난다.

담배의 영향 담배 연기 속 발암물질은 소변에 녹아 몸 밖으로 배출된다. 이 과정에서 방광의 세포들이 발암물질에 노출되기 때문에 국내 방광암 환자의 47%가, 여성은 37%가 흡연 때문에 발병되었다는 보고가 있다. 흡연자는 비흡연자보다 2~4배 방광암에 걸릴 위험이 높다. 신장암도 방광암과 같이 담배 연기 속 발암물질이 소변에 녹아 신장에 직접적으로 영향을 주기 때문에 발생하는 것으로 알려져 있다. 흡연은 신장암의 확실한 위험인자로서 흡연량과 흡연 기간에 비례하여 발생률이 증가한다.

병원에서 어떤 과를 찾아가야 할까? 비뇨기과

L. 위암 및 대장암

증상 위암 증상으로는 상복부 불쾌감, 소화불량, 식욕부진, 식후 팽만감 등이 있다. 위암이 진행되면서 체중감소, 빈혈, 토혈 등의 증상이 발생하기도 한다. 주의할 점은 위암 증상이 위궤양과 유사하므로 제산제 등 약물을 복용하며 진단 시기를 지연시키는 경우가 많다. 따라서 약물을 복용해도 증상이 호전되지 않거나 약물 복용 중단 후 증상이 바로 재발하거나 증상이 1개월 이상 지속되면 정밀 검사를 통해 진료를 받아야 한다. 대장암 역시 초기에는 거의 증상이 없고 대장암이 진행된 경우에도 약 70%만 증상이 나타난다. 소화장애, 복통, 혈변 또는 흑색변, 빈혈, 잔변감, 변 굵기의 감소, 체중감소 등이 있다.

담배의 영향 흡연자가 비흡연자보다 약 2~3배가량 위암에 걸릴 위험이 높다. 대장암과 관련해서 흡연자는 대장암의 선행 질병인 대장 용종 발생률이 2.14배 높으며, 대장암 발생률은 3.56배 높다. 특히 흡연자는 대장암 진단 시 이미 많이 진행된 경우가 많으므로 암 치료 효과도 떨어진다.

병원에서 어떤 과를 찾아가야 할까? 소화기내과, 일반외과

M. 자궁경부암

증상 자궁경부암은 초기에는 아무런 증상이 없지만 암이 진행되면서 월경 이외의 비정상적 출혈, 악취가 나는 분비물 또는 출혈성 분비물, 성관계 후 출혈, 배뇨 곤란, 아랫배 통증 등이 동반된다. 이 중에서도 가장 흔한 증상은 출혈이다.

담배의 영향 자궁경부암의 가장 큰 원인은 인유두종 바이러스다. 그런데 흡연이 이 바이러스와 상승작용을 일으켜 발암 위험을

높인다는 연구 결과가 나왔다. 인유두종 바이러스에 감염된 여성 중 흡연 여성이 비흡연 여성보다 자궁경부암 발생 위험이 5배가량 높다. 흡연여성이 비흡연여성보다 자궁경부암에 걸릴 위험은 1.5~2.3배 높다.

병원에서 어떤 과를 찾아가야 할까? 산부인과

Chapter 10

운동과 친구가 되어야 하는 이유

억지로 금연을 시도하지 마라!
차근차근 즐겁게 운동하는 취미를 갖는 것부터 시작하자!

흡연자는 운동을 싫어한다?

흡연자는 정말 운동을 싫어하는가? 사실 대답할 가치가 있는 질문이 아니다. 듣자마자 버럭 화를 내는 사람도 있을 것이다. 아니면 "내가 담배를 피워서 그렇지 다른 건 다 완벽해. 운동도 열심히 하고 술도 한 잔 안 마시고!"라고 답할 사람도 있을 것이다. 여러분은 어떠한가? 주변 사람들은? 속단하기 어려울 거다. 남들속사정을 어찌 함부로 말할 수 있으랴. 그래도 궁금한 건 궁금한거다. 마침 국가공인기관에서 알아본 자료가 있으니 그것으로 대신 갈증을 해소해볼까 한다.

조사에 따르면 성인 남성의 신체활동 부족이 흡연 여부, 흡연량과 관련이 있는 것으로 나왔다. 예를 들면 하루 1갑 이상 피우는 흡연자는 약 51%가, 1갑 미만 흡연자는 약 46%가 신체활동이 부족한 것으로 집계됐다. 반면 평생 담배를 피우지 않은 비흡연자는 약 42% 정도 신체활동이 부족했다. 일부러 통계를 그렇게 만든 것처럼 담배를 피울수록, 그것도 더 많이 피울수록 몸을 움직이기 싫어하는 사람인 양 나왔다.[24]

이런 결과는 우리나라에만 국한된 현상은 아니다. 서구에서는 이전부터 흡연율과 신체활동량이 역의 상관관계가 있다는 연구가 많이 발표됐었다. 즉, 많이 움직이는 사람일수록 상대적으로 흡연량이 적거나 아예 피우지 않는다는 것이다. 물론 성별이나 신체활동 종류에 따라 차이가 있을 수는 있다. 여기서 말하고자 하는 바는 '담배를 피우면 운동을 안 하는 경향이 있다'가 절대 아니다. 흡연자와 비흡연자를 비교해 누구를 비난할 생각은 추호도 없다. 그보다는 건강에 해로운 습관은 홀로 존재하지 않고 다른 것과 동반하는 경향이 있다는 것! 이것을 꼭 한 번 짚고 넘어가고 싶을 뿐이다.

학자들은 이걸 건강 위험 행위의 '군집현상'clustering이라는 어려운 용어로 부르고 있다. 쉽게 말하면 '안 좋은 습관들은 무리 지어 함께 있다'는 뜻으로 음주, 흡연, 운동부족, 비만 등과 같은 나쁜 습관은 동시에 나타나는 경향이 있다는 말이다. 용어는 조금 어렵지만 내용은 쉽게 수긍이 갈 것이다. 그런데 이런 현상에는 주목해야 할 특징이 있다. 그것은 안 좋은 습관들이 우연히 같이 있는 게 아니라 서로를 끌어당기거나 상호 유발하는 경향이 있다는 사실이다.

간단한 예를 들어 설명해보겠다. 조사에 따르면 우리나라 성인 남녀 모두 흡연을 하면 음주를 하든 운동부족이든 또 다른 건강 위험 행위를 한두 가지는 꼭 하고 있다. 그리고 운동이 부족한 집단에서는 흡연 또는 과도한 음주 습관이 동반되는 경우가 남성에게서는 2.38배, 여성에서는 6.93배 높게 나왔다. 즉 운동을 즐기지 않는 사람이 술과 담배를 즐길 가능성이 더 많다는 뜻이다.[25]

자, 이제 처음 질문으로 돌아가 보자. 흡연자는 운동을 싫어할까? 싫어한다고 답할 수는 없지만 적어도 흡연행위가 운동부족을 동반하는 경향이 많다고 답할 수는 있다. 이것은 현상 그 이상의 의미를 지닌다. 왜냐하면 각각이 지닌 신체적 위험성은 함께 동반될 때 더 배가 되기 때문이다. 즉, 흡연을 하며 운동이 부족할 때의 위험성$_{A+B}$은 흡연의 위험성$_A$과 운동부족의 위험성$_B$의 합보다 크다 Risk A+B > Risk A + Risk B. 심근경색증은 세 가지 건강 위험 행위 흡연, 음주, 운동부족를 동시에 할 때 발생률이 2배 이상 증가한다.

이렇게 어려운 이야기를 꺼낸 이유는 운동의 중요성을 부각시키기 위해서다. 다시 말해 운동이 생활습관 개선에 있어 매우 중요한 역할을 할 수 있다는 가능성을 보여주려는 것이다. 그간의 연구 결과를 종합해보면 정기적인 운동이 금연과 상당한 연관성이 있음을 보여주고 있다. 따라서 지금부터 기억해야 할 것은 '담배를 피우면 운동을 잘 안 한다'가 아니라 '운동을 하면 담배를 잘 안 피우게 된다'는 사실이다. 이것은 흡연자 자신은 물론 흡연자의 친구, 친척, 가족들에게도 상당히 유용한 정보다. 만일 주변에 있는 흡연자가 금연을 하고 건강해지길 원한다면 금연을 권유하기보다는 먼저 운동을 하도록 권장해보는 건 어떨까? 그래서 운동에 흥미를 느끼고 정기적으로 운동을 하게 된다면 금연을 하거나 자연스럽게 흡연량 감소 등으로 이어질 수 있을 것이다.

흡연은 운동의 걸림돌

앞서 흡연과 운동부족의 깊은 인연에 대해 이야기했다면, 이번에는 흡연이 운동능력에 미치는 영향에 대해 이야기해볼까 한다.

익히 알고 있듯 흡연은 체내 원활한 산소 공급을 방해함으로써 운동능력을 감소시킨다. 제일 많이 나오는 이야기가 일산화탄소의 역할이다. 흡연할 때 흡입된 일산화탄소가 폐를 통해 혈관으로 흡수되면 혈액 속 적혈구의 헤모글로빈에 결합한다. 문제는 헤모글로빈과 일산화탄소의 결합력이 산소보다 250~300배 강하다는 것이다. 따라서 일산화탄소가 결합된 헤모글로빈에는 산소가 결합할 수 없고, 그만큼 혈액을 통한 신선한 산소 공급이 부족해진다. 담배 2개비를 피우면 헤모글로빈 중 10%가 일산화탄소와 결합해 작용하지 못한다. 그래서 이런 비유를 들곤 한다. 담배 2개비를 피우면 3,000m 고산에 올라간 것과 같은 호흡장애가 발생한다고. 왜냐하면 3,000m를 올라가면 산소가 10% 부족해지는데 이것은 담배 2개비로 인한 10%의 헤모글로빈 손실과 같기 때문이다.

흡연은 일산화탄소의 영향 이외에도 니코틴이 혈관을 수축시켜 혈액의 흐름을 방해한다. 또한 흡연은 그 자체만으로도 기관지를 수축시키는 역할을 한다. 따라서 좁아진 기관지를 통해 산소를 흡입해야 하므로 호흡을 하기 위해 근육들은 더 힘든 상황에 노출된다. 그 영향으로 호흡근육 자체의 산소 요구량이 증가하는데 산소 공급량은 일산화탄소로 인해 감소한 상태다. 즉, 호흡을 담당하는 근육 입장에서는 흡연으로 인해 일거리는 더 많아졌는데 먹고 쓸 산소는 오히려 줄어든 상황에 놓이게 되는 셈이다. 그 결과 폐활량과 운동능력이 감소하게 된다.

장기적으로 볼 때 담배를 피우면 폐 기능이 2~4배 더 빨리 감소한다. 구체적인 수치로 보면 하루에 1갑씩 4.5년 피우면 폐 나이가 1살씩 더 늙는다고 한다.[26] 이렇게 이야기하면 꼭 이렇게 말하는 사람이 있다.

"난 많이 안 피워서 괜찮다."

이런 사람에게 묻는다. 그래도 하루에 2개비는 피우지 않느냐고. 하루에 단 2배기만 펴도 심혈관계 작용에 부정적인 영향을 끼치기에는 충분하다. 딱 2개비면!

흡연자라면 운동을 절대 멀리하지 말자

이제 흡연자가 운동을 함으로써 얻을 수 있는 이득이 무엇인지 살펴보자. 평소 신체활동량이 많을수록 심혈관질환, 당뇨, 고혈압, 골다공증 등의 발생률은 줄어든다. 또한 운동은 암을 예방하는 효과가 있다. 특히 유방암, 대장암, 자궁내막암, 진행성 전립선암은 신체활동량이 많을수록 발생률이 감소한다는 보고가 있다. 또한 흡연자 중에서도 신체활동량이 높은 사람이 그렇지 않은 사람에 비해 폐암 발생률이 적다는 연구 결과도 있다.

흡연자의 운동 효과

- 청소년기 및 성인의 흡연 시작률 감소

- 우울증 발생률 감소

- 금연 시도율 증가

- 금연 성공에 대한 자신감 증가

- 금연 성공률 증가

- 재흡연 위험 감소

- 금연 시 흡연충동 억제

- 금단증세 완화

- 금연 후 체중증가 억제

어떤가? 정말 다양한 효과들이 있지 않은가? 그러니 복잡하게 생각하지 말고 그냥 취미 삼아, 재미 삼아 좋아하는 운동을 하나 찾아서 시작해보자. 처음부터 금연을 하겠다는 비장한 각오를 하기보다 그저 운동 후 느끼는 상쾌함 자체를 즐기는 것도 좋을 것이다. 꼭 금연으로 이어지거나 금연에 성공하지 못하더라도 앞서 소개했듯 운동에는 여러 장점들이 있으니 절대 밑지는 장사가 아니다.

흡연 중단 시간	신체 변화
20분 경과	심박수와 혈압 정상으로 회복
12시간 경과	혈액 속 일산화탄소 농도 정상으로 회복
3일 경과	기관지가 이완되고 호흡이 편해짐
2주~3개월	폐 기능 30% 증가
1~9개월	기침과 숨가쁨 증상 호전
1년	심장마비 사망 위험률 절반으로 감소
5년	심장마비 사망 위험률 비흡연자와 거의 같은 수준으로 감소
10년	폐암으로 인한 사망 위험률 절반으로 감소

표 10-1 흡연 중단 후 신체 변화

간단한 폐활량 측정법

빨대 물고 헉헉!

현재 폐활량을 느껴보고 비교해보고 간단하게나마 측정해보는 방법을 소개할까
한다. 담배를 피우지 않는 사람과 함께 해보면 더욱 유용할 것이다. 담배를 피우
지 않는 사람에 비해 얼마나 폐활량이 감소했는지 알 수 있다.

• 빨대 물고 한 발로 서 있기

매우 간단하다. 빨대를 물고 숨을 오직 이 빨대로만 쉬는 거다. 들이쉬고 내쉬는
것을 모두 빨대로만 한다. 그리고 오른발을 들고 왼발로만 서 있는다. 비흡연자
와 누가 더 오래 버티는지 비교해보자. 물론 혼자서도 할 수 있다. 흡연을 많이
한 직후 시도해보고 장시간 흡연을 하지 않은 상태 또는 금연 후 시도해보고 몸
으로 느끼는 변화를 비교해보자. 시간을 체크해봐도 되고, 숨이 찬 정도를 체크
해서 비교해도 좋다.

• 빨대 물고 앉았다 일어나기

이번에는 빨대를 물고 자리에 앉았다 일어나기를 반복한다. 물론 숨은 빨대로만
쉬어야 한다. 함께 하는 사람과 숨이 찬 정도를 비교해보거나 흡연 전후 차이를
비교해보라.

• 빨대 물고 손뼉 치며 제자리 뛰기

빨대를 물고 손뼉을 치며 제자리에서 뛰어보라. 역시 숨은 빨대로만 쉬어야 한다. 다른 사람과 숨이 찬 정도를 비교하고 흡연 전후의 차이도 비교해보라.

간편한 폐활량 및 폐 연령 측정법

앞에서 설명한 방식은 놀이를 통한 간접적인 폐활량 체험 방법이었다. 이 방법은 주로 금연교육을 할 때 강의를 들으러 오는 흡연자를 대상으로 시행하는 것들이다. 여기서는 풍선을 이용해 간단하게나마 폐활량을 측정해보고, 이를 응용하여 폐 연령을 측정하는 법을 소개할까 한다.

• 폐활량 측정법

우선 자신의 키와 몸무게에 맞는 표준 폐활량을 구하는 공식은 아래와 같다. 풍선을 이용해 자신의 폐활량이 같은 키와 몸무게를 가진 사람의 평균과 얼마나 차이가 있는지를 파악할 때 유용하다.

□ 성인 남성 표준 폐활량(cc) = 2,500 × 체표면적(m^2)

□ 성인 여성 표준 폐활량(cc) = 2,000 × 체표면적(m^2)

□ 체표면적(m^2) = { [키(cm) × 체중(kg)]/3600 }$^{1/2}$

(체표면적 계산해주는 사이트 http://www.medcalc.com/body.html)

예를 들어 키가 165cm, 체중 65kg인 남성이 경우 체표면적은

{ [165 × 65]/3600 }$^{1/2}$ = 1.72, 따라서 폐활량은 2,500 × 1.72 = 4,300cc다.

그럼 이제부터는 폐활량을 측정하는 법을 알려주겠다. 우선 동그란 풍선 하나를 준비하자. 주의할 사항은 시중에서 판매하는 일반 풍선은 처음 불 때 쉽게 부풀려지지 않아 실제보다 폐활량이 적게 측정될 수 있으니 여러 번 풍선을 불어서 사용해본 다음 검사를 해야 조금 더 정확한 측정 결과를 얻을 수 있다. 풍선을 몇 번 당겨본 다음 최대한 숨을 들이쉰 후 있는 힘껏 숨을 내쉬며 풍선을 분다.

만일 풍선을 구하기 어렵다면 일회용 위생용 비닐백을 사용해서 부풀린 다음 측정을 해도 비슷한 결과를 얻을 수 있을 것이다. 그렇게 부푼 풍선을 〈그림 10-1〉처럼 자를 가지고 지름을 측정한다. 그리고 같은 과정을 총 3회 실시한 후 평균을 구한다. 이렇게 얻어진 지름을 〈그림 10-2〉의 그래프를 통해 부피로 환산한다. 이렇게 구해진 풍선 부피에 개개인의 체표면적을 구해서 아래의 공식에 대입해 계산하면 폐활량이 나온다. 각각의 공식은 아래에 나와 있다.[27]

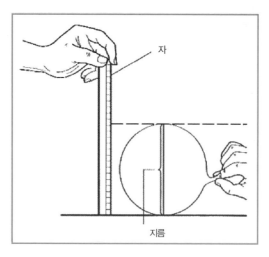

그림 10-1 풍선 지름 측정하는 방법

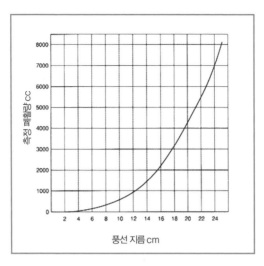

그림 10-2 지름을 통한 부피 환산하기

	풍선 지름	그래프를 참고해 환산한 폐활량		
1회	예) 20cm	4,250cc	키 = 165cm 몸무게 = 65kg 체표면적 = 1.72㎡	예측 폐활량 = 4,300cc
2회				
3회				
평균				

표 10-2 풍선으로 측정한 폐활량과 체표면적으로 계산한 예측 폐활량 비교표

• 폐 연령 측정법

이번에는 앞의 방법을 응용하여 자신의 폐 연령을 측정해보는 방법을 소개하겠

다. 풍선을 이용해 '1초간 내뱉은 공기의 양'을 측정한 후 아래의 공식에 대입하

면 된다. 의학에서는 이 공기의 양을 '1초간 노력성호기량'FEV1, forced expiratory volume 1

이라고 부른다. 이것을 좀 더 풀어서 설명하면 '강제로 최대한의 속도로 숨을 내쉴 때 1초 동안 내뿜은 공기의 부피'를 뜻한다.

방법은 앞에서 했던 대로 풍선을 준비한 다음 최대한으로 숨을 들이쉰 후 있는 힘껏 풍선에 숨을 내쉰다. 이때 딱 1초만 숨을 내쉬고 멈춰야 한다. 폐 기능 측정기계를 사용하면 중도에 숨을 끊지 않더라도 자동으로 1초의 호기량을 계산해주지만 여기서 시도하는 방법은 간이 측정법이기 때문에 시행하는 사람에 따라서 정확도의 차이가 있을 수 있다.

부풀어진 풍선은 자로 지름을 측정한 다음 〈그림 10-2〉의 그래프를 통해 부피로 환산한다. 이렇게 구해진 1초간 내뱉은 공기의 양을 아래의 공식에 키와 함께 대입해서 계산하면 자신의 폐 연령이 구해진다. 여기서 비교해야 할 것은 자신의 실제 나이와 폐 연령의 차이다. 만일 실제 나이보다 폐 연령이 너무 높게 나온다면 폐 기능이 감퇴한 것이므로 의사와의 전문적인 상담이 필요하다.

성인 폐 연령 공식[28]

남성 = (2.115 × 키(cm)) - (46.052 × 1초간 내뱉은 공기의 양(l) - 138.409

여성 = (2.166 × 키(cm)) - (60.475 × 1초간 내뱉은 공기의 양(l) - 128.104

나의 경우를 예로 설명해보겠다. 키는 165cm고, 풍선으로 1초간 내뱉은 공기의 양을 측정해보니 3.57 l 가 나왔다. 그래서 위의 공식에 대입해보니 나의 폐 연령은 46세로 나왔다. 실제 나이보다 훨씬 많이 나왔다. 운동이 부족한 결과다. 많이 부끄럽다.

$$(2.115 \times 165) - (46.052 \times 3.57) - 138.409 = 46.1$$

병원에서 측정한 실제 폐 기능 검사 결과 측정된 폐활량$_{FVC}$은 4.25 l 고 나이
와 키에 따라 예측된 표준 폐활량$_{Pred}$ 은 4.2 l 였다. 풍선을 이용해 구한 결과와
유사하다.

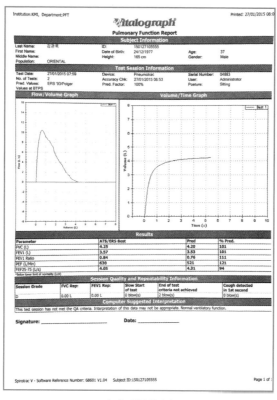

폐 기능 검사 결과지.

Chapter 11
약해진 폐를 튼튼하게 만들자

자신의 평소 신체활동 수준과 관계없이 그 수준을 넘어서는 활동을 하자.
그것만으로도 많은 건강상의 이득을 얻을 수 있다.

두 가지 변명에 빠지지 마라

자 그럼 이제부터 실전으로 들어가겠다. 그런데 막상 시작하려니 걱정이 앞선다. 우선 내가 그럴만한 자격이 있는지 겁이 난다. 난 대학 졸업반 시절 헬스클럽에 다니며 한 달 동안 10kg을 감량했던 경험 이외에는 특별히 운동이란 걸 해본 적이 없다. 그래서 더 겁이 난다. 하지만 실패한 경험 하나는 풍부하니 그걸 이야기하면 되겠다 싶다. 바로 두 가지 변명이다. 운동을 너무 두려워하는 변명, 그리고 운동을 너무 광신하는 변명.

한참 일과 대학원 공부를 병행하던 시절 만성피로에 체력은 거의 바닥이 났었다. 이러다 사달이 나겠구나 싶었다. 그래서 평소 좋아했던 수영을 다시 시작하자 마음을 먹었다. 그런데 아무리 앞뒤로 시간을 재봐도 새벽 6시 수영반 외에는 달리 시간이 없었다. 결국 체력을 늘리기 위해선 새벽잠을 쪼개야 한다는 결론에 도달했다. 그런데 주로 늦은 밤에 공부하다 보니 취침 시간이 새벽 2시를 넘기는 날이 많았다. 새벽잠 10분이 금보다 귀한 시절이었다. 그러다 보니 결심을 미루고자 하는 변명들이 하나둘씩 쌓이기 시작했다.

"이건 현실적으로 불가능해. 공부가 우선이니 일단 사정이 나아질 때까지 기다리자."

이런 생각으로 수영을 시작하려던 마음은 뒷전으로 밀려 3개월이 넘도록 수영복에는 먼지만 쌓였다. 그러다 어느 날 너무 화가 나는 일이 있어 밤을 꼬박 새운 후 아무 생각 없이 새벽에 곧장 수영장으로 향했다. 그렇게 우발적으로 새벽 수영을 시작했다. 밤을 새워 눈도 피곤하고 연신 하품을 해댔지만 차가운 물살을 가르는 그 상쾌함은 기대 이상이었다. 생각해보니 수영장을 가기까지 힘든 순간은 침대에서 몸을 일으켜 욕실로 걸어가는 딱 10초였다. 그 짧은 시간을 아무 생각 없이 알람과 함께 몸을 일으켜 습관으로 삼고 나니 보상으로 상쾌한 하루가 돌아왔다. 그렇게 수영은 나의 중요한 일과 중 하나가 되었고, 몸뿐만 아니라 마음 또한 가벼워지는 효과를 얻었다.

그런데 문제는 수영으로 길러진 체력만 믿고 수면시간을 줄이고 과도한 스케줄을 잡기 시작했던 것이다. 그런 일이 잦아지자 한두 번 수영을 빼먹기 시작하고 종국엔 다음 달 수강을 놓쳐버렸다. 그런데 이때부터가 문제였다. 체력도 좋지 않고 피로가 쌓여가는데도 이제는 걱정보다는 "뭐, 전에도 이럴 때 수영을 하니까 좋아졌잖아. 조금만 더 있다가 다시 수영을 하면 돼"라는 생각으로 계속해서 무리한 일정들을 밀어붙였다. 즉, 길지 않았던 운동으로 얻은 이득을 너무 광신한 나머지 앞으로 할지 안 할지도 모르는 운동을 변명 삼아 그 운동으로 얻은 효과를 가불하여 사용했던 것이다.

자, 이제 내가 무엇을 이야기하려는지 알겠는가? 운동 계획을 세우는 것이 현실적으로 어렵다고 변명하지 말자. 또한 운동만 하면 담배 때문에 생긴 문제가 금방 사라질 것이라 생각하며 현재 당면한 상황에 대해 변명하지 말자. 운동은 말 그대로 '사람이 몸을 단련하거나 건강을 위하여 몸을 움직이는 것'이다. 그러니 어떤 변명도 하지 말고 일단 움직이자! 너무 거창한 이유로 몸을 움직이기를 망설이거나 그 움직임 뒤에 자신을 숨기는 일이 없기를 바란다.

그럼 이제부터 가벼운 마음으로, 저 멀리 강 건너가 아니라 내 발 앞에 가볍게 조약돌을 던진다는 마음으로 몸을 움직여보자! 참고로 난 지금 탁구의 매력에 흠뻑 빠져 있다.

어떻게 폐 기능을 개선시킬 수 있을까?

먼저 흡연자가 가장 신경을 쓰는 폐 기능 개선 운동에 대해 이야기해보자. 잘 알고 있듯이 유산소 운동이 폐 기능 개선에는 으뜸이다. 아래에는 대표적인 유산소 운동과 운동 시 주의할 점에 대해 몇 가지 소개해보았다.

1. 유산소 운동

• 심호흡

심호흡? 에게 이게 어떻게 운동이 돼? 하며 코웃음 치는 사람도
있을 것이다. 하지만 심호흡은 그냥 숨만 쉬는 게 아니다. 처음에
할 때는 기침도 나고 숨이 차 힘이 들 수 있다. 방법은 이렇다. 최
대한도로 숨을 들이쉬고 숫자 10을 세면서 숨을 참은 다음 숨을
내쉰다. 이것을 매일 아침 수차례 반복하라. 심호흡은 폐 근육을
강화하고 폐활량을 늘려주며 지구력을 증진시켜준다. 처음에는
기침도 나고 숨이 차서 어지러울 수 있다. 그래서 심호흡과 심호
흡 사이에 어지러움을 방지하기 위해 적어도 10회 정도 깊은숨
을 쉬면서 안정을 취하는 것이 좋다.

• 걷거나 산책하기

걷기는 가장 좋은 유산소 운동 중 하나다. 특히 나무가 많은 공원
이나 숲에서 산책을 하면 피톤치드까지 마실 수 있으니 금상첨
화다. 걷기 운동을 할 때 걷는 속도 및 강도를 다양하게 변화시키
면 운동 효과가 더 좋아진다. 다리 근력을 키우고 심폐 기능을 늘
리기 위해서는 구간 중간중간 경사로 오르기, 파워워킹 등이 필
요하다.

- 등산

등산은 삼림욕을 하면서 근력 강화와 심폐 기능을 향상할 수 있는 가장 좋은 운동 중 하나다. 또한 숲 속의 맑은 공기를 마실 수 있으며 정신 건강에도 좋다. 다만 적합한 등산화를 갖추고 기타 안전 장비들을 마련해야 하는 비용 문제가 있을 수 있다. 그리고 뜻하지 않은 사고로 다칠 수 있으니 주의가 필요하다.

- 줄넘기

비용과 공간 활용 차원에서 가장 훌륭한 유산소 운동 중 하나다. 다리 근육은 물론 어깨 근육 발달에도 좋다. 단, 신발은 발목과 무릎에 충격을 최소화할 수 있도록 적합한 것을 준비해야 한다. 또한 줄넘기의 강도와 횟수를 다양하게 구성하여 시행하는 것이 더 효과적이다.

- 달리기

달리기는 가장 쉽게 할 수 있는 훌륭한 유산소 운동이다. 심폐 기능을 증진시켜주고 다리 근력도 증가시켜준다. 달리기를 할 때도 걷기와 마찬가지로 강도를 달리하는 것이 좋다. 예를 들면 30~60초간 짧게 전력으로 달리는 구간을 넣는 것이 좋다. 다만 발, 발목, 무릎, 엉덩이 등 부상의 위험이 있으니 주의해야 한다. 적절한 신발을 준비하는 것도 중요하다.

• 자전거 타기

좋은 경치까지 즐길 수 있는 야외 자전거도로가 곳곳에 잘 정비되어 있으므로 주말에 여가생활과 함께 즐기기에는 더할 나위 없이 좋은 운동이다. 걷기나 달리기와 마찬가지로 유산소 운동으로 효과를 극대화하기 위해서는 자전거를 타면서 강도를 다양하게 하는 것이 좋다. 다만 헬멧부터 자전거에 이르기까지 장비를 갖추는 데 비용이 들어간다는 점과 교통사고 등 크고 작은 사고 위험에 노출되어 있다는 점 등은 단점이다.

• 수영

수영은 심폐 능력을 향상시키는 데 매우 훌륭한 운동이다. 특히 비만, 관절질환이 있는 사람에게는 가장 유익한 유산소 운동이다. 하지만 실내 수영장을 오래 이용하게 되면 수영장 물과 공기 속 염소 성분에 지나치게 노출될 위험이 있다. 염소는 수영장 물을 소독하기 위해 사용되는데, 공기 속 염소는 기관지를 자극하고 천식을 유발시키는 부작용이 있다. 또한 염소는 수영장 물을 산성화시켜 치아의 에나멜 성분을 부식시킬 수도 있다. 만성적으로 염소에 노출되는 것은 방광암 발생과도 연관이 있다. 하지만 방광암 발생률 자체가 낮고, 염소보다 흡연이 훨씬 더 강력한 방광암의 원인이 되기 때문에 수영으로 인해 얻는 이득이 흡연으로 인해 얻는 단점을 훨씬 능가한다.

• **구기 종목**

축구, 야구, 농구 등은 게임의 재미를 느끼면서 일정 수준의 유산소 운동을 할 수 있다. 다만 단체로 하는 운동이니만큼 부상 위험이 있을 수 있다.

• **춤**

음악을 좋아하는 사람에게는 매우 훌륭한 운동이다. 춤은 신체 밸런스, 근력, 혈액순환, 폐활량, 뼈와 관절 강화 등 다양한 장점이 있다. 또한 춤은 사교적인 운동으로 사회성 증진이라는 부수적인 이득도 생긴다.

2. 운동 시 주의사항

• **좋아하는 운동 찾기**

특별히 추가설명이 필요 없을 것 같다. 하지만 가장 중요한 부분이다. 절대 하기 싫은 운동을 억지로 하지 마라. 흥미를 느끼지 못하는 운동을 억지로 하면 운동 효과도, 만족감도 어느 것 하나 얻을 수 없다. 이 말은 운동 효과가 아무리 좋아도 스스로 흥미를 느끼지 못한다면 효과가 조금 떨어지는 운동을 꾸준히 하는 것만 못하다는 것이다. 운동을 하라고 권유하면 무조건 헬스장부터 몇 개월 끊고 초반에 몇 번 나가다가 흥미를 잃고 빠지는 걸 수도 없이 목격했다. 여러분은 이런 실수를 반복하지 않기를 바란다.

• 꾸준히 하기

운동의 목적이 흡연으로 감소된 폐 기능 향상이라면 무엇을 하느냐보다 얼마나 꾸준히 하느냐가 훨씬 더 중요하다. 매일 30~45분가량 유산소 운동을 하는 것이 가장 이상적이다.

• 수분 섭취

폐 기능 향상을 위해 운동을 할 때는 운동이 끝난 후 반드시 수분을 섭취하는 것이 좋다. 물을 충분히 섭취하면 폐의 분비물을 부드럽게 만들어 기침이 나올 때 좀 더 수월하게 한다.

• 운동 강도 맞추기

운동 강도가 높다고 무조건 좋은 것은 아니다. 유산소 운동은 목적에 따라 강도를 조절해야 한다. 이를 위해서는 심박수를 활용하면 되는데 가능하면 아래의 기준대로 운동 강도를 맞추면 도움이 될 것이다.

- 체중감량 목표 – 최대 심박수=220-자기 나이 의 60~70% 유지
- 심폐 기능 향상 목적 – 최대 심박수의 70~85% 유지
- 초보자 – 최대 심박수의 50~60% 유지

Chapter 12
운동으로 암을 예방하는 방법

일주일에 최소 150분 이상의 중강도 운동이나 75분 이상의 고강도 운동을 하라.
TV 시청, 게임, 인터넷 사용 등을 줄이고 운동량을 늘리자!

건강한 운동습관으로 암을 예방하자

시작부터 불신의 눈초리로 제목을 읽은 사람도 있을 것이다. 어
떻게 운동으로 암을 예방할 수 있느냐고. 물론 이미 생긴 암을
없앨 수는 없다. 최대한 예방하자는 뜻이다. 그러니 오해 없길
바란다.

지금부터 소개하는 내용은 2012년 미국 암협회에서 발표한
〈암 예방을 위한 영양 및 신체활동 가이드〉에서 발췌한 것이다.
여기에서 강조하는 것은 운동의 종류보다는 일주일 동안 투자하
는 시간과 그 강도다. 가장 기본적인 조건은 일주일에 최소 150
분 이상 중강도 신체활동_{활동 중 옆 사람과 대화를 할 수 있는 정도} 을 하거나 아니면
75분 이상 고강도 신체활동_{활동 중 숨쉬기가 힘들어 대화하기가 어려운 정도} 을 하는 것
이다. 한번에 150분 또는 75분 동안 운동을 하는 것보다는 일주

일 동안 골고루 분배해서 운동하는 것이 좋다. 예를 들면 일주일 중 5일 동안 매일 중강도 신체활동을 30분씩 시행하거나 고강도 신체활동을 15분씩 시행하는 것이다. 이와 더불어 TV 시청, 게임, 인터넷 사용 등 앉아서 하는 활동을 줄이는 것도 추천한다. 이 가이드라인에서 개인적으로 가장 의미 있다고 생각하는 부분은 "평소 어떤 수준의 활동을 했던지 관계없이 그 수준을 넘어서는 활동을 해라. 그것만으로도 많은 건강상 이득을 얻을 것이다" 라는 부분이다.

이와 관련해서 한 가지 소개하고 싶은 것이 있다. 〈그림 11-1〉에서 보듯 '서서 일하는 책상'이다. 최근 미디어를 통해 자주 소개되면서 직장인들 사이에서도 주목을 받고 있다. 공공기관 중 대구 중구청이 2015년 새해를 맞아 서서 일하는 책상을 도입하면서 기사화되기도 했고 최근 미래부에서도 서서 일하는 사무 환경을 조성하여 화제가 된 바 있다. 서서 일하는 책상은 장시간 앉은 자세로 일하는 직장인에게 신체활동 증진은 물론이고 허리 통증 등에서 벗어날 수 있는 훌륭한 대안 중 하나로 떠오르고 있다.

미국 암협회는 2010년에 하루 6시간 이상 앉아 있는 여성이 3시간 이내 앉아 있는 여성에 비해 일찍 사망할 확률이 37%나 높다고 발표했다. 그러니 일상에서 신체활동 수준을 높일 수 있는 서서 일하는 섯이야말로 장기적인 관점에서 건강에 이로운 생활의 지혜다.

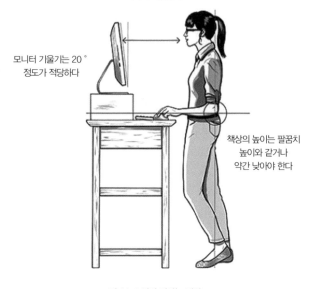

모니터는 얼굴에서 20~28inch
거리가 적당하다

모니터 기울기는 20˚
정도가 적당하다

책상의 높이는 팔꿈치
높이와 같거나
약간 낮아야 한다

그림 11-1 서서 일하는 책상

이제 조금 더 구체적으로 암 예방을 위한 운동법에 대해 알아
보도록 하자. 2012년 미국 암협회 가이드에는 중강도 및 고강도
신체활동에 대한 구체적인 예가 소개되어 있다. 특히 가사활동
과 직업에 따른 활동에 대해서도 예를 들어주고 있어 꽤 유용하
다. 한 가지 주의할 점이 있다면 고강도 신체활동은 종류에 따라
활동량이 많고 강도가 높은데도 불구하고 유산소 운동 효과로는
부족할 수 있다는 것이다. 자칫 운동이 아니라 피로만 쌓이는 노
동에 그칠 수 있기 때문이다. 그러므로 집 안과 회사에서 고강도

신체활동을 매일 반복한다고 해서 그것만으로 충분하다고 생각하지 말고 산책, 줄넘기, 맨손체조 등 무엇이라도 좋으니 조금은 가쁜 숨을 쉴 수 있는 유산소 운동을 병행하도록 하자.

구분	중강도 신체활동	고강도 신체활동
운동 및 여가	걷기, 댄스, 여가용 자전거 타기, 요가	달리기, 빠르게 자전거 타기, 웨이트 트레이닝, 줄넘기, 수영, 에어로빅
스포츠	배구, 골프, 야구, 스키, 배드민턴, 테니스(복식)	축구, 테니스(단식), 라켓볼, 농구
가사 활동	잔디 깎기, 정원 가꾸기 (우리나라식 가사 활동을 추가하면 손빨래, 진공청소기 돌리기, 카펫 및 계단 청소, 세차하기, 가벼운 물건 옮기기, 장보기 등이 있다)	땅 파기, 운반, 벽돌 쌓기, 목공일
직업 활동	경비, 농업, 자동차 또는 기계 수리 등 걷거나 들기 업무	산림업, 건설, 소방 등 고강도 육체노동

표 11-1 중강도 및 고강도 신체활동

마지막으로 미국 암협회에서 소개한 앉아서 생활하는 습관을 피하는 방법을 정리해봤다.

- TV 시청 시간 줄이기
- TV를 볼 때 실내 자전거로 운동하기
- 엘리베이터 대신 계단 이용하기

- 걷거나 자전거로 이동하기
- 점심시간에 직장동료, 가족 또는 친구와 운동하기
- 직장에서 동료에게 메신저 대신 직접 찾아가 이야기하기
- 배우자나 친구와 춤추러 가기
- 휴가 때 차로만 이동하는 여행 대신 활동적인 휴가계획 세우기
- 매일 만보기 차고 다니며 일일 걸음 수 늘리기
- 스포츠팀에 가입하기

이러한 예시들을 보고 "그게 말이니까 쉽지, 일하느라 정신없고 피곤한데 어떻게 그런 거 다 해가면서 일을 하냐!"라며 볼멘소리를 할 사람도 있을 것이다. 그런데 핵심은 구체적인 방법이 아니라 발상의 전환이다. 일상에서의 조그마한 변화만으로도 신체활동을 건강에 이롭게 바꿀 수 있는 발상의 전환 말이다.

맨 처음 서두에서 이야기했듯 운동을 하는 데 있어 변명을 만들지 마라. 운동, 말 그대로 '사람이 몸을 단련하거나 건강을 위하여 몸을 움직이는 것'일 뿐이다. 생각은 뒤따라오는 그림자에 잠시 걸쳐두고 지금 당장 움직이자!

4장

흡연자가 알아야 할

담배 상식

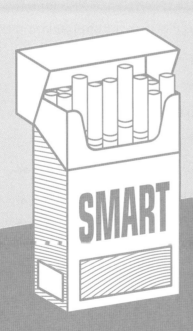

Chapter 13
전자담배의 진실 혹은 거짓

전자담배(액상형, 궐련형)는 일반담배보다 해로움을 줄일 수 있는 가능성이 있다.
하지만 금연보다 효과적이고 절대적으로 안전한 흡연이란 없다는 점을 명심하자.

새로운 전자담배 문화의 출현

영국 유학길에 오르자마자 난 담배부터 찾았다. 그 버릇 어디 가
겠는가. '여기 사람들은 뭘 피우나?' 온통 이 생각뿐이었다. 그러
다 대형마트에 가서 깜짝 놀랐다. 밋밋한 담배광고판에 한 번 놀
랐고, 엄청난 전자담배 종류에 또 한 번 놀랐다. 가격도 종류도
가지각색이었다. 이걸 누가 다 사서 피울까 의문이 들 정도였다.
그런데 금방 알아차리게 됐다. 이걸 다 피운다는 것을.

2014년 영국 옥스퍼드 사전에서 꼽은 올해의 단어는 'vape'
였다. 베이프는 "전자담배를 흡입한다"_{to suck on an electronic cigarettes} 를 뜻하
는 신조어다. 전자담배가 연기_{smoke} 가 아닌 증기_{vapor} 를 흡입한다
는 데서 유래했다. 옥스퍼드가 베이프를 올해의 단어로 선정한
이유는 2013년에 비해 베이프라는 단어 사용이 2배 이상 급증

했기 때문이다. 이쯤 되면 그 인기를 짐작할 수 있으리라. 2013년 옥스퍼드 사전이 선정한 올해의 단어가 '셀피'selfie, 스마트폰이나 웹카메라로 자신을 스스로 촬영하는 행위였던 것을 고려한다면 전자담배는 영국에서 소위 대박 행진을 했던 셈이다.

유행만큼 논란도 풍성한 법이다. 영국 뉴스에는 하루가 멀다 하고 전자담배 찬반논쟁이 등장했다. 특히 금연 치료제인지 새로운 해악인지에 대한 논란이 분분했다. 즉, 유해성이 완전히 밝혀지지 않았으니 의약품으로 규정해 철저히 통제해야 한다는 측과, 시중에서 판매되는 알코올보다 전자담배의 니코틴 액이 해롭다는 근거가 없으니 소비제품으로 판매해도 된다는 측이 팽팽히 맞섰다. 이러는 사이 대형 담배회사들은 차츰 전자담배의 수익성

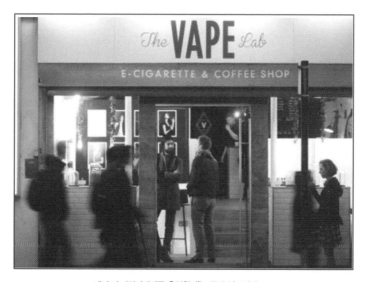

베이프는 '전자담배를 흡입한다'는 뜻의 신조어다.

에 눈을 뜨게 됐다.

2014년 2월 담배회사 BAT British American Tobacco 가 처음으로 전자 담배 TV 광고를 시작했고, 필립모리스도 뒤를 이었다. 일반담배의 TV나 잡지 광고가 금지된 상황에서 전자담배는 광고 제재가 없었기 때문이다. 마치 타임머신을 타고 과거로 돌아간 느낌이었다. 자유롭게 담배를 사고팔던 시절로. 그러다 문득 이거 청소년들에게 큰일이겠다 싶었다. 호기심 강한 아이들에게 저 광고가 어떤 영향을 줄지 말이다.

전자담배의 유해성 논란

담배를 피우지 않는 청소년들을 생각한다면 화려한 전자담배의 출현이 그리 달가운 일만은 아니다. 반면 하루에 2갑 이상 담배를 피우는 속칭 하드코어 흡연자에겐 완벽하지는 않더라도 건강에 대한 고민을 덜어줄 선택지가 될 수도 있다. 통닭이라면 그냥 양념 반, 프라이드 반으로 반반 나누겠지만, 이건 건강이 걸린 문제니 엄밀히 따져 정해야 할 것이다. 그래서 개인적인 결론은 뒤로하고 지금까지 밝혀진 전자담배의 유해성에 대해 객관적인 관점에서 정리해봤다. 판단은 여러분의 몫으로 남겨두겠다. 전자담배도 완전히 무해한 것은 아니며 발암물질이 발생한다는 주장에 손을 들 것인지, 아니면 그래도 일반담배를 피우는 것보다는 건강에 덜 해롭다는 주장을 받아들일 것인지 함께 고민해보자.

우선 우리나라에서 이루어진 전자담배 안정성 평가를 소개하겠다. 2009년 한국소비자원 소비자안전센터 식의약안전팀은 당시 유통 중이던 전자담배 7개 제품을 가지고 유해물질 검사를 시행했다. 가장 먼저 카트리지에 표시된 니코틴 함량이 측정된 것과 차이가 있다는 조사 결과가 나왔다. 심지어는 니코틴이 포함되지 않았다고 표시된 카트리지 6개 중 3개에서 0.3~0.7mg의 니코틴이 검출되기도 하는 등 니코틴 용량에 대한 관리방식의 허점이 발견되었다. 가장 큰 문제는 1급 발암물질인 포름알데히드formaldehyde가 8개 제품의 카트리지에서 5.2~13ppm 농도로 검출되었다는 사실이다.

포름알데히드는 새집증후군 유발물질로도 잘 알려져 있으며 간접흡연에 민감한 사람에게는 눈물, 기침, 재채기, 피부 따끔거림 등의 증상을 유발하는 물질이다. 이 포름알데히드는 담배에 맛과 향을 내기 위해 첨가하는 감미료가 연소하면서 발생하는 것으로 이 같은 연구 결과는 일본 국립보건과학원 연구팀의 최근 조사 결과와도 유사하다. 2014년 11월 이 연구팀은 일본 내에서 유통되는 전자담배의 증기 성분을 분석한 결과 포름알데히드를 비롯해 발암물질을 검출했다고 보고했다. 하지만 무엇보다 여기서 주의할 점은 일본 연구팀도 최종 결론에서 언급했듯 일반담배 연기보다 전자담배의 증기가 유해성분을 적게 가지고 있다는 점이다.

한편 2009년 5월 미국의 식품의약국 역시 미국에서 시판 중인 전자담배 제품 중 샘플 19종을 분석하여 결과를 발표했다. 우선 제품에 표시된 니코틴 함량이 실제 검출된 니코틴 양과 상당한 차이가 있다는 사실을 확인됐다. 또한 일반담배 제품의 연기에 포함된 TSNA Tobacco-Specific Nitrosamines 라는 강력한 발암물질이 약 절반가량의 전자담배에서 검출되었다. 더 나아가 특정 제품에서는 폐에 유독한 물질인 다이에틸렌 글리콜diethylene glycol, 자동차 부동액과 브레이크액 구성성분으로 콩팥, 신경, 폐에 손상을 일으킬 수 있음이 카트리지 액에서 1% 농도로 검출되었다. 일반담배 제품에서 검출되는 인체에 해로운 불순물인 아나바신anabasine, 미오스민myosmine, 베타-니코티린beta-nicotyrine 등은 대부분의 제품에서 검출되었다. 이러한 결과를 통해 미국 식품의약국은 전자담배 제조업체의 품질관리를 신뢰할 수 없다는 견해를 밝혔다.[29]

2013년 3월에는 캘리포니아 대학 연구팀도 전자담배의 증기 성분을 분석한 결과를 발표했다. 연구팀은 증기 성분 중에서 은, 철, 알루미늄, 규산염 분자 그리고 나노입자 수준의 주석, 크롬, 니켈을 발견했다. 중요한 것은 이러한 분자들의 농도가 일반담배의 연기 속에서 검출되는 양과 같거나 그 이상이라는 점이었다. 이러한 입자들은 모두 호흡기 계통에 질병을 유발할 수 있는 물질이다. 그러나 또다시 짚고 넘어가야 할 점은 이러한 물질들이 전자담배의 증기 속에서 발견되었다 하더라도 2013년 영국 보건국이 보고서에서 밝혔듯 전자담배의 유해성은 일반담배의 1,000분의 1에 불과하단 것이다. 전자담배의 해로움에 대한 강조가 그보다 훨씬 더 해로운 일반담배의 유해성을 간과하게 만들어서는 안 될 것이다.

전자담배 찬성 측 주장	1. 전자담배에 있는 60여 개 이상의 발암물질을 포함하더라도 7,000여 개의 화학물질을 함유한 일반담배보다 훨씬 덜 해롭다.
	2. 전자담배는 담배 연기가 없고 단순히 증기로만 발생하기 때문에 간접흡연의 해로움이 현혁히 감소한다.
	3. 전자담배는 기존 흡연자에게 익숙해져 있던 담배의 촉감과 시각적 효과를 충족시켜준다.
	4. 전자담배는 금연을 원하는 흡연자에게 도움을 줄 수 있다.
전자담배 반대 측 주장	1. 금연보조제로서의 효과가 과학적으로 충분히 입증되지 않았다.
	2. 금단증세를 해소할 수 있을 만큼 니코틴을 전달할 수 있는지에 대한 과학적 근거가 부족하다.
	3. 전자담배에서 나온 증기가 간접흡연 효과가 없다는 과학적 근거가 부족하다. 또한 비흡연자가 건강에 대한 해로움 여부와 관계없이 전자담배의 증기에 노출되기를 원하는지에 대한 충분한 조사도 이루어지지 않았다.
	4. 전자담배가 아니었다면 금연을 시도했을 흡연자가 금연구역에서는 전자담배를 사용하고 그 외의 장소에서는 일반담배를 사용하도록 유도한다는 가능성에 대해 충분한 조사가 이루어지지 않았다.
	5. 젊은층이 전자담배를 일반담배 흡연으로 가는 교두보로 사용할 수 있다는 가능성에 대한 조사가 충분히 이루어지지 않았다.
	6. 전자담배가 그동안 흡연행위를 옳지 않은 건강습관으로 규정하려 했던 수십 년간에 걸친 보건학적 노력을 상쇄시킬 수 있다는 가능성에 대해 충분히 논의되지 않았다.

표 13-1 전자담배 문제 쟁점 정리[30]

전자담배에 대한 사뭇 다른 관심

앞서 언급한 전자담배의 유해성에 대한 논의만 보면 전자담배를 피우고자 마음먹었던 흡연자의 의지가 확 달아날 것이다. 하지만 시간이 지날수록 전자담배에 대한 관심은 하루가 다르게 커지고 있다. 이러한 추세는 영국이나 미국의 선례에서 볼 수 있듯 실내 금연구역 확대나 가격정책 등 금연정책이 강력해질수록 더욱 증가하고 있다.

2014년 9월 정부의 담뱃값 인상계획이 발표된 후 한 온라인 쇼핑몰 전자담배 판매율이 전달 대비 무려 1,000%나 상승했다. 유행에 청소년이 빠질 수 있겠는가. 2011년 청소년건강행태온라인조사에 따르면 우리나라 청소년의 전자담배 경험률이 2008년 0.5%에서 2011년 무려 9.4%로 급증했다. 전자담배 유해성 논란이 완벽하게 정리되지 않은 이 시점에서 전자담배에 대한 관심과 이용은 이미 큰 동력을 얻은 듯하다.

2009년 세계보건기구는 전자담배의 금연 효과가 충분히 입증되지 못했기 때문에 금연을 목적으로 전자담배를 광고하는 것을 금지하도록 권유했다. 이에 따른다면 대다수 국가가 전자담배 사용 규제의 길을 선택해야 할 것이다. 하지만 싱가포르, 홍콩, 브라질처럼 수입과 판매를 완전히 금지한 국가에서부터 중국, 독일, 헝가리, 폴란드처럼 자유롭게 판매를 허용하는 국가에 이르기까지 다양한 정책을 선택하고 있다. 그리고 전자담배 관리 역시 의약품관련법으로 규제하는 호주, 오스트리아, 뉴질랜드, 일본, 영국, 말레이시아_{말레이시아는 의사 처방 필요} 와 우리나라와 같이 니코틴이 함유된 필터를 사용하는 전자담배에 담배사업법을 적용해 세금을 부과하는 나라도 있다.

전자담배와 흡연의 해로움 줄이기

그렇다면 전자담배는 진짜 무용지물인가? 이와 관련해서 『전자담배 위기인가 기회인가 : 전자담배 위해감축이론의 근거 중심적 접근』(2019년 출간)의 공저자이자 오랫동안 전자담배의 상대적 이로움에 대해 강조해 온 단국대병원 가정의학과 정유석 교수의 이야기를 들어보자. 그는 2014년 〈대한금연학회지〉를 통해 〈전자담배, 과도한 규제만이 최선일까?〉라는 제목의 특별논문을 발표했다. 대부분의 금연상담 의사들이 전자담배의 효과와 안전성에 대해 부정적인 견해를 보인 데 반해, 정 교수는 전자담배를 '엄격히 관리 및 통제한다'는 전제 하에(이 전제가 중요하다!) 금연보조제로서의 가능성을 조심스레 제안했다. 특히 그는 2015년에 발표된 뉴질랜드의 전자담배 금연효과에 대한 연구 결과에 주목했다. 2013년 〈란셋지〉[31-1]에 발표된 이 논문은 전자담배 사용군이 6개월 동안 7.3%의 금연효과가 나타났고 니코틴 패치군의 5.8%보다 상회한다고 밝혔다. 정 교수는 이것이 전자담배를 사용한 흡연자와 비사용자 사이에 금연율에 차이가 없다는 기존의 연구 결과를 뒤집는 것으로 보았다. 영국을 비롯한 유럽의 여러 나라에서는 이와 같은 가능성을 토대로 전자담배를 금연보조제로 분류하고 있다. 이와 같은 입장에서 그는 현재 금연약과 기존의 금연보조제를 통해 '금연에 실패했을 때'에 한해(이 조건 또한 중요하다!) 선택적으로 전자담배를 권유하고 있다.

정 교수의 입장은 일명 '해로움 줄이기'이라는 개념으로 대변된다. 이것은 말 그대로 해로움을 완전히 차단할 수 없다면 줄이자는 뜻이다. 예를 들면 에이즈 환자의 확산을 방지하기 위해 성관계 자체를 금지하는 것이 아니라 콘돔을 배포하고, 마약 중독 자체를 완벽하게 근절하지 못하는 대신 청결한 주삿바늘을 제공하는 것들이 전부 '해로움 줄이기'에 해당한다. 전자담배도 비슷한 관점에서 바라본 것이다. 금연 생각이 전혀 없거나 금연클리닉의 도움을 받아도 실패를 반복한다면 마지막 단계에서 '안전하게 관리된' 전자담배를 통해 해로움을 줄이자는 취지다. 반면에 해로움을 줄이기 위한 취지를 벗어나서 전자담배를 오로지 새로운 '흡연'을 위해서만 사용하는 것은 오히려 해로움을 키우는 일일 테다. 실내에서의 흡연을 위해, 흡연 사실을 숨기기 위해 혹은 일반담배와 이중으로 사용하기 위해, 혹은 다양한 맛을 즐기기 위해서 전자담배를 남용하는 것은 그 어떤 의사도 동의하기 어려울 것이다.

새로운 전자담배의 출현

2017년 6월 국내에 새로운 형태의 전자담배가 출시되면서 전자담배 논쟁은 2차전에 돌입했다. 일명 '궐련형' 전자담배로 불리는 A가 출시된 것이다. 일반담배가 약 800℃의 온도에서 담뱃잎이 불완전 연소되는 방식이라면, 궐련형 전자담배는 특수하게 제작된 가열기기를 통해서 전용 담배를 전기 배터리로 300℃의 온도로 가열하여 이때 발생한 연기를 흡입하는 방식이다. 담배회사는 이러한 방식이 타르가 없고 냄새가 적은 것은 물론이며 일반 담배에 비해 무려 90%나 더 안전하다고 홍보했다. 맛이 부족하고, 특유의 쑥뜸 냄새가 나는 등 불만이 없는 것은 아니었지만 멋스러운 기계에 실사용자의 평가도 좋은 편(예. 냄새도 덜하고, 가래도 줄고, 주변에 눈치도 덜 받게 되었다 등)이니 판매량이 확산될 수밖에 없었다. 출시 6개월 만에 전체 담배 판매의 10%를 차지할 정도였다고 한다. 어쩌다 흡연자인 상황이지만 건강을 완전히 포기한 흡연자는 없다는 반증이 아닐까 싶었다.

그렇지만 담배회사의 주장과 달리 2018년 6월 국내 식약처의 조사 결과 발표에 따르면 다음과 같은 우려가 전해진다.[31-2] 요약하면, 가열담배 흡연 과정에서도 일반담배의 연소 과정에서 발생하는 여러 화학물질이 배출되며, 가열담배가 일반담배에 비해 몇몇 유해 성분이 적게 배출되더라도 건강에 덜 해롭다고 주장할 근거는 없다는 것이었다. 더 나아가, 담배회사의 주장처럼 유해 성분의 함유량만으로 유해성을 비교하는 것은 적절하지 않으며, 향후 장기적인 건강 영향을 평가하는 연구가 필요하다고 보았다. 그러니 개개인의 경험에 의존한 장점만으로 평생을 '건강하게' 흡연할 수 있다고 확신하는 건 주의가 필요하다. 담배는 여전히 담배다.

새로운 실병 EVALI의 출현
새로운 전자담배만 출현했다면 좋겠지만 동시에 새로운 질병 또한 출현했다. 2019년 9월 미국 질병통제예방센터에서는 액상형 전자담배의 사용과 관련된 폐질환 사망자가 13명으로 확인했다는 기사가 실렸다. 사망까지는 아니어도 전자담배 관련 폐질환으로 수백 건 보고되기 시작하면서 경각심이 확산됐다(2020년 2월 기준 미국 내 환자 2807명, 사망자 68명). 이들 중 대마초 복합물질을 첨가한 채 전자담배를 사용한 것이 원인으로 지목되기도 했다(예. 2200명 관련 입원 환자 중 82%가 대마성분 사용, 14%만 니코틴만 사용).[31-3] 그 결과 미국 내 최대 전자담배 브랜드였던 B담배가 뉴욕주를 시작으로 유통이 금지되고 판매가 중단되기 시작했고, 이 여파는 미국을 넘어 한국에까지 옮겨와 액상형 전자담배 시장을 경색하게 만들었다.

이때부터 영어로 EVALI(E-cigarette use or Vaping Associated Lung Injury)라고 불리는 '액상형 전자담배 관련 중증 폐질환'이라는 새로운 질병명이 탄생했다. 대표적 증상은 진행성 호흡곤란, 마른기침, 피로감, 경미한 피섞인 가래 등이 있다고 한다. 2020년 12월 기준, 국내에서는 현재 관련 의심 사례로 아직까진 총 2건만 보고되고 있다. 그렇다고 방심은 금물일 테다. 환자가 가장 많이 발생한 미국에서는 질병통제예방센터에서 몇 가지 권고사항을 제시하고 있는데 전자담배를 사용하는 분의 경우 꼭 기억할 필요가 있다. 핵심은 '대마성분'이 포함된 액상형 전자담배를 사용하지 말아야 하며, 더 근본적으로는 제조업자가 공식적으로 첨가한 물질 이외에 임의로 첨가하지 말아야 한다는 점이다.

소모적 논쟁 NO! 균형 잡힌 시각 YES!

새로운 전자담배의 출현과 새로운 질병의 발생은 액상형 전자담배에 대한 지속적인 논쟁을 초래했다. 액상형 전자담배를 찬성하는 측은 기존 일반담배가 초래하는 건강에 대한 '해로움을 줄일 수 있다'는 가능성에 주목한다. 반대하는 측은 비흡연 청소년을 흡연자로 입문시키고 기존 흡연자들을 이중 흡연자로 만드는 등 건강에 대한 '해로움을 키울 수 있다'는 위험성에 주목한다. 이를 거칠게 표현하면, 베이핑에 대한 논쟁은 '성인 흡연자에 대한 이득'과 '청소년 흡연에 대한 우려' 사이의 대립이라 할 수도 있다. 나는 오랜 기간 이 문제에 천착해온 이철민 교수 (서울대병원 가정의학과)가 최근 관련 학회(2021년 11월 대한금연학회)에서 발표한 내용에 가장 공감하고 있다. "(불필요한 분란과 양극화가 아니라) 중요한 것은 담배로 인한 질병 부담을 줄이고, 청소년이 니코틴에 의존하지 않도록 차단하는, 우리나라 실정에 맞는 규제정책을 마련하는 것이다." 이 주장이 바로 내가 이 책을 집필한 이유이기도 하다. 흡연자라 할지라도 건강을 추구할 권리가 존재하고, 이것에 도움이 될 수 있다면 선입견을 버린 채 머리를 맞대야 할 것이다. 물론 정답은 없다. 단지 나쁜 건 나쁜 것이고, 좋은 건 좋은 것이다. 아, 확실한 건 담배회사는 전통적으로 나빴다!!!

Chapter 14
저타르 담배는 덜 해롭다?

저타르 담배 선택을 과신하지 마라.
문제는 흡연량이다.

저타르 담배의 질주!

내게 굉장히 친숙한 담배 브랜드가 있다. '에쎄ESSE'다. 에쎄는 아버지와 작은아버지가 애용하는 담배 브랜드다. 아버지는 담관암과 십이지장암으로 큰 수술을 받으셨고, 작은아버지는 심한 당뇨를 앓으시는 데다 근래에는 뇌졸중까지 앓으시면서 몸이 불편해지신 상태다. 그런데 웬 담배 타령이냐고? 두 분 다 아직 담배를 끊지 못하셨기 때문이다. 아니 끊을 생각이 없으시다. 불행히도 전혀. 그저 좀 더 얇고 더 순하다고 생각되는 제품으로 바꾸셨을 뿐이다. 두 분의 표현을 그대로 옮기자면 "그래도 좀 낫지 않겠냐?"는 거다. 설상가상으로 두 분 모두 똑같이 하루에 2갑씩 피우신다. 즉, 하루에 40개비를 피우신다는 거다. 흡연자는 알 거다. 40개비를 피우려면 잠자는 시간도 쪼개서 피워야 한다는 것을. 그러니 과연 얇고 순한 담배로 바꾼 게 좀 더 나은 결정일까? 어떻게 생각하는가? 으악!

에쎄 담배에 대한 부모세대의 충성은 우리 집 풍경만은 아닐 거다. 에쎄는 1996년 11월 처음 출시된 이래 현재까지 무려 21종류나 출시되었을 정도로 초대박 난 상품이다. 2002년부터 국내시장에서 꾸준히 판매율 1위를 고수하는 효자 브랜드다. 2007년에는 국내 담배시장 점유율 35.8%에 도달했다. 얼씨구! 특히 아버지와 작은아버지가 즐겨 피우시는 '에쎄 수'는 건강을 염려하는 중장년 남성 흡연자들 사이에서 말도 못할 정도로 크게 성공했다.

'에쎄 수'는 2006년 4월에 '에쎄 순'이라는 제품명으로 출시됐었는데 KT&G는 2013년 3월에 '에쎄 라이트'는 '에쎄 프라임'으로, '에쎄 순'은 '에쎄 수'로 명칭을 변경했다. 이유는 담배 이름에 '저타르', '라이트', '마일드', '순'처럼 건강에 덜 해롭다는 인식을 줄 수 있는 단어를 사용할 수 없게 하는 담배사업법 개정안이 의결될 예정이었기 때문이다. 2013년 12월 국회 본회의에서 담배사업법 개정안이 의결되면서 2015년부터 앞의 단어들을 사용하는 것이 법적으로 금지되었다. 한 박자 빠른 KT&G의 내응으로 브랜드의 생명력을 그대로 이어가게 했던 것이다. 물

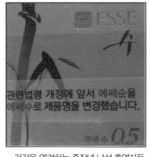

건강을 염려하는 중장년 남성 흡연자들에게 인기가 많은 저타르 담배.

론 대나무 그림을 그대로 사용해서 '유해성분 제거능력이 탁월한 대나무 숯 필터'라는 특징을 고수했기 때문에 명칭 변경이 에쎄 애호가들을 돌아서게 하진 못했을 것이다.

그런데 정말로 타르 용량을 줄이고 고급 필터를 사용하면 건강에는 덜 해로운 것일까? 너무 잘 나가니 괜스레 의심병이 돋기 시작했다. 그러니깐, 담뱃갑에 쓰여 있는 타르 수치가 저렇게 줄어들면 진짜 해로움도 그만큼 주는겨 아닌겨? 나만 궁금한가?

저타르 담배의 진실

저타르 담배가 본격적으로 개발되고 출시된 건 1970년대부터다. 이유는 점차 드러나던 흡연의 폐해 때문이었다. 1950년대 들어서 본격적으로 담배와 폐암 간의 연관성이 발표되기 시작했고 1964년에는 결정타가 나왔다. 미국 공중보건성이 담배가 폐암, 후두암, 만성기관지염을 유발한다고 만천하에 공식적으로 발표한 것이다. 꽝! 꽝! 꽝! 카운터펀치를 맞은 담배회사들은 살 길을 모색할 수밖에 없었고 그리하여 짜낸 묘수가 '담배 해로움 줄이기'에 대한 막대한 투자였다.

그 첫 번째가 50년대부터 시작된 필터 담배의 개발이다. 필터를 사용해 흡연 중 타르 흡수를 최소화시키겠다는 것이었다. 하지만 담배회사의 묘수에도 불구하고 결과는 참패였다. 물론 판매율이 저조했다는 뜻이 아니라 회사가 의도한 필터의 효과 면에서 말이다. 오히려 판매는 필터 덕에 더 상승했다. 하지만 필터가 없는 담배를 사용하던 시기에 비해 필터 담배를 사용한 시기에 오히려 폐암 발생률이 증가했다는 대규모 연구 결과가 나온 것이다.[32] 즉, 필터를 사용해도 여전히 폐암 발병을 막지 못할 뿐만 아니라 오히려 필터가 폐암 발생의 또 다른 원인이 될 수 있다는 분석이 나온 것이다. 이야기인즉슨, 필터로 인해 큰 입자가 걸러지고 상대적으로 폐 안 깊숙이 침투할 수 있는 작은 입자가 흡입되면서 폐암, 특히 선암adenocarcinoma 발생을 유발하는 것으로 분석됐다.[33] 이 말이 사실이라면 정말 황당한 일이다.

1950년대 필터 담배의 도입으로 흡연율이 상승했지만, 1964년 미국 공중보건성 발표 이후 담배 판매율이 영향을 받게 되자 담배회사들은 전략을 바꿔 독성이 적은 순한 담배 만들기에 돌입했다. 이렇게 해서 저타르, 저니코틴 담배가 본격적으로 출시된 것이다. 우리나라는 2000년대 들어서야 저타르, 저니코틴 담배가 활성화되기 시작했으니 늦어도 한참 늦은 셈이다. 하지만 불행인지 다행인지 언제 그랬냐는 듯 다양한 저타르 담배가 유행하고 있다. 높은 흡연율도 한몫했겠지만 흡연자의 건강에 대한 우려가 가장 큰 부분을 차지하지 않을까 싶다. 그런데 저타르 담배를 피우면 폐에 흡입되는 타르의 양이 감소할까? 그래서 건강에 덜 해로울까? 결론부터 말하자면 절대 "예"라고 답할 수 없다!

우선 저타르 또는 초 저니브 담배가 숭능도 타르 담배와 비교할 때 폐암을 발생시키는 비율에는 별반 차이가 없는 것으로 나타났다.[34] 즉, 타르의 양이 감소하더라도 폐암 발생 위험이 정비례해서 감소하지 않는다는 말이다. 그리고 저타르 담배 흡연자와 일반담배 흡연자 사이에 급성심근경색증 발생률에도 별 차이가 없었고, 심근경색증으로 인한 사망률에도 차이가 없었다.[35] 이게 무언가! 단 하나도 좋다는 결과가 없으니. 조금은 예상했지만 그래도 해도 해도 너무한 거 아닌가!

그렇다면 도대체 무엇 때문에 별다른 효과가 없는 것일까? 이것은 이미 MBC 〈불만제로〉 '저타르 담배의 진실'편에서 자세히 다뤄졌다. 당시 방송에 나왔던 〈표 14-1〉을 살펴보자.

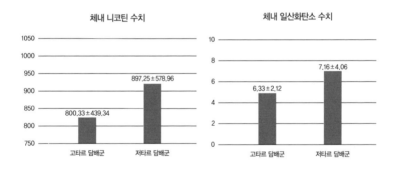

**표 14-1 저타르 담배를 피운 군과 고타르 담배를 피운 군의
체내 니코틴 수치와 체내 일산화탄소 수치**

출처 : 국립암센터 김열 박사팀

두 도표는 저타르 담배를 피운 군과 고타르 담배를 피운 군의 체내 니코틴 수치와 체내 일산화탄소 수치를 비교한 결과다. 그런데 도표를 보자마자 다들 눈을 의심할 것이다.

"어? 그래프가 서로 바뀐 거 아니야?"

맞다. 바뀌어야 맞는 거다. 하지만 실상은 타르 용량이 적은 담배를 피웠을 때 체내 일산화탄소 수치도 니코틴 수치도 높게 나왔다! 왜일까? 가장 설득력 있는 설명은 이렇다. 흡연자가 저타르, 저니코틴 담배_{담배를 자세히 살펴보면 타르 용량은 니코틴 용량의 10배 정도로 되어 있다. 따라서 타르가 적으면 니코틴 양도 적다}를 피울 때 흡입되는 니코틴 양을 늘리기 위해 다양한 보상행동을 하기 때문이다. 즉, 좀 더 깊이 빨고, 좀 더 자주 빨고, 그리고 하루에 더 많은 양의 담배를 피우는 것이다.

글의 서두에서 아버지와 작은아버지가 담배를 하루에 2갑씩 피운다고 했던 것을 기억하는가? 얇고 순한 것을 피운들 이렇게 많이 피우면 무슨 효과가 있겠는가! 한 연구에 따르면 담배 타르 용량이 1mg 감소할 때마다 하루 흡연량은 2.31개비씩 증가한다고 한다. 대충 계산해도 일반담배에서 저타르 담배로 바꾸면 1갑 피우던 담배가 1갑 반으로 늘어나는 셈이다. 이건 뭐 결국 담배회사만 이득이 아닌가!

저타르 담배를 대하는 흡연자들의 자세

아니야. 아닐 거야. 어딘가 다른 연구 결과가 있을 거야! 나 역시 미련을 못 버리고 저타르 담배에 대한 다른 연구 자료들을 찾아봤다. 그런데 안타깝게도 결과는 대동소이했다. 저타르 담배 흡연자일수록 흡연량이 많고, 고타르 담배 흡연자들과 같은 수준의 유해 화학물질에 노출된 것으로 나타났다. 그런데 곰곰이 생각해보니 불현듯 억울한 생각이 들었다. 왜냐하면 담뱃갑에 이미 모든 해답이 쓰여 있었기 때문이다. 담뱃갑 옆면에는 자그마한 글씨로 이렇게 쓰여 있다.

"타르 흡연량은 흡연자의 흡연 습관에 따라 달라질 수 있습니다."

당연한 이야기 아닌가! 하지만 그 누구도 이걸 읽고 저타르 담배도 건강에는 별 효과가 없다는 말로 이해하진 않았을 것이다.

그래서 저타르 담배를 선택하는 네 가지 유형들을 〈그림 14-1〉로 표시해봤다. 어떠한 이유든 선택 자체에 대해서는 문제 삼을 생각이 추호도 없다. 다만 그림이 보여주듯 초 저타르 담배를 선택하더라도 그 결과는 기대만큼 크지 않다는 것을 꼭 기억했으면 좋겠다. 중요한 것은 피우는 양이다! 순한 것일수록 더 많이 피울 가능성은 많아진다. 우리 몸은 그만큼 정직하다! 따라서 어떤 이유에서든 저타르 담배를 선택했다면 반드시 피우는 담배

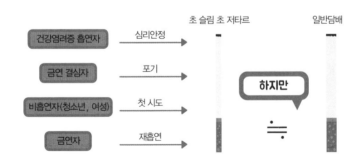

그림 14-1 저타르 담배를 대하는 흡연자들의 자세

개비 수도 조절해야 한다. 적어도 이전보다 더 피워서는 아무런 의미가 없다. 그리고 또 하나 주의사항! 보상심리 때문에 담배 연기를 더 깊이 흡입하고 있진 않은지 주의하자! 이 두 가지 팁을 어기면 누구만 이득인지 알지 않는가! 모른다면 지갑에게 물어 보시길~!

Chapter 15
한번 흡연을 시작하면 그걸로 끝인 걸까?

담배 끊기에 늦은 나이란 없다.
언제든 끊는 순간 몸은 좋아진다!

시작이 곧 끝?

"까짓것 이렇게 피우다 죽지 뭐. 인생 뭐 있어?"

이런 반응은 나만 경험한 걸까? 설마 아닐 거다. 주변에 골초인 부모님, 배우자, 애인, 친구 등에게 "제발, 담배 좀 끊어! 어, 제발~!"이라고 애원했을 때 열에 아홉은 위와 같이 대답했을 것이다.

나는 심지어 돌팔이 의사라는 비난과 함께 수도 없이 이런 이야기를 들었다. 이유는 크게 두 가지라고 생각한다. 하나는 담배로 인해 질병에 걸리는 일이 자신만은 비켜갈 것이라는 막연한 기대감 때문이고, 또 하나는 행여 질병에 걸리더라도 그것이 당장은 예측하기 어려운 먼 훗날의 일이기 때문이다. 담배소비량과 폐암 발생 정도를 살펴보니 흡연량 증가와 폐암 환자 증가 사이에는 약 25년이라는 시간 차이가 있었다. 무려 25년! 그러니 흡연자들이 큰 소리 한 번 치지 못하겠는가.

언젠가 상담 중에 이런 이야기를 들은 적이 있다. 자기 돈 주고 담배를 사서 피기 시작하면 '끝'이라고. 그런데 생각해보면 이것은 흡연의 시작일 뿐인데 이상하게도 이 순간을 끝이라고 한다. 그도 경험을 통해 안 건가? 금연이 얼마나 어려운 일인가를! 물론 당장 끊을 생각이 없기 때문인지도 모른다. 언제 생길지도 모르는 건강상의 문제를 미리 걱정해 당장 눈앞에 놓인 흡연의 유혹을 뿌리치기란 쉬운 일이 아닐 거다. 그것도 한참 폼생폼사 시절엔 말이다.

그런데 정말 흡연의 시작을 끝이라고 생각하는 걸까? 모두가 그런 건 아닌 듯하다. 2012년 국민건강통계 자료를 보면 현재 흡연자 중에서 무려 55%나 금연을 시도한 경험이 있다고 한다. 그리고 흡연자 중 약 73%가 금연을 할 생각이 있고, 그 이유가 건강 때문이라고 했다. 말로만 끝이라고 하지 속으로는 10명중 7명이 끊을 생각을 하고 있고, 5명 넘게는 끊어보려 시도까지 해본 셈이다. 그럼 왜 끝이라고 할까. 아마 자기 의지만으로 금연을 시도한 사람 중 성공한 사람이 극소수6개월 성공률이 3.7%에 그친다에 불과하기 때문일 것이다. 그러니 한번 담배를 피우기 시작하면 끝이라는 이야기가 완전히 허무맹랑한 농담은 아닌 듯싶다.

돌박사의 돌직구! 끝이 아니라 시작이다!

우리에겐 자랑스러운 돌직구가 있다. 일본 한신 타이거즈 마무리 투수 오승환 선수! 150km를 넘나드는 묵직한 직구 승부가 일품인 최고의 마무리 투수다. 그의 배짱 좋은 직구 승부를 사랑하는 팬들이 붙어준 별명이 돌직구다. 한국에 오승환이라는 멋진 돌직구가 있다면 영국에는 이름마저도 단단한 돌직구 박사가 있다. 그는 리처드 돌 Richard Doll 박사다. 흡연 관련 연구를 하는 의사라면 누구나 알고 있는 유명한 학자다. 왜냐하면 흡연과 폐암의 상관관계를 처음으로 밝혀냈기 때문이다. 돌 박사는 흡연자의 폐암 발생비율이 비흡연자보다 22배 높다는 사실을 밝혀낸 장본인이다.

이분의 돌직구 연구는 대단하다. 담배를 피우는 영국의 의사 중 34,500여 명을 1951년부터 2001년까지 무려 50년간 추적해 흡연과 생존 기간 사이의 상관관계를 밝혀냈기 때문이다. 무려 50년이다! 정말 돌직구 승부다. 그 돌직구 승부의 결과가 궁금하지 않은가? 그는 흡연자가 30대에 담배를 끊으면 비흡연자의 생존 기간과 거의 차이가 없다는 것을 밝혀냈다. 그리고 40대에 끊으면 흡연을 지속한 것보다 9년 생존 기간이 증가하고, 50대에 끊으면 6년 증가, 60대에 끊으면 3년 증가한다는 결과를 보여줬다. 정말 묵직하고 강력한 한방이다.

영국에 돌 박사가 있다면 한국에는 청개구리가 있다. 꼭 반대로 해석하는 청개구리 말이다. 흡연자 중에는 돌 박사가 연구

금연 시기	30대	40대	50대	60대
생존 기간	비흡연자와 동일	9년 증가	6년 증가	3년 증가

표 14-1 연령별 금연과 생존 기간

한 결과를 이렇게 해석하는 청개구리 흡연자가 있을 거다.

"세상이 좋아져서 어차피 100살까지 산다고 보면, 60대까지 마음껏 피우고 까짓거 3년 덜 살지 뭐. 60대에라도 끊으면 3년 더 산다며? 100살이나 97살이나 그게 그거지 뭐! 오래 살아서 뭐해. 그 정도면 됐지!"

내 상상력이 너무 풍부한 건가? 상담을 하면서 돌 박사의 연구 결과를 많이 사용하곤 하는데 앞의 대답과 유사한 반응을 심심치 않게 겪는다. 우리나라에는 굵고 짧게를 좋아하는 사람들이 정말이지 너무 많다. 그런데 한 가지 물어보고 싶다. 삶이, 인생이 어디 계산대로 되던가? 정말 그런 삶을 살고 있나? 만일 그렇다면, 인생이 우여곡절 없이 생각한 대로 착착 진행된다면 지금처럼

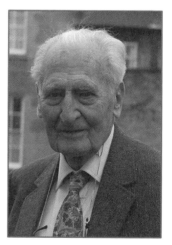

흡연과 폐렴과의 상관관계를 밝힌 옥스퍼드 대학교의 생리의학자 리처드 돌 박사.

담배를 피울 필요가 없지 않은가? 이건 단순히 흡연에 대해서만이 아니다. 처음 담배를 피우기 시작했을 때 이렇게 오래 담배를 피울 거라곤 아무도 예상하지 못했을 거다.

돌 박사는 반세기에 걸친 연구를 통해 이런 이야기를 하고 싶었는지도 모르겠다. 흡연을 시작했다고 인생이 끝나는 건 아니라고. 돌 박사는 언제든 담배를 끊으면 새로운 삶이 시작될 수 있음을 명확히 보여주었다. 흡연, 한번 시작했다고 절대 끝이 아니다. 돌직구 인생! 아직 포볼이 선언되지 않았으니 자 모두 와인드업!

Chapter 16
흡연자들이 궁금해하는 담배 FAQ

1. 식후에 꼭 습관처럼 담배를 피우게 되는데 식전 공복에 피우는 담배와 식후에 피우는 담배 중 특별히 건강에 더 해로운 습관은 무엇인가?

그런 게 어디 있나. 둘 다 안 좋다. 우선 식전에는 위에 음식물도 없는데 위산 분비를 해 자극하니 부담되어서 안 좋다. 식후에는 음식물이 소화도 안 됐는데 위와 식도의 괄약근을 약하게 만들어 역류성 식도염을 유발시키니 역시 안 좋다. 또 식후에는 음식물을 소화시키려고 분비한 위산이 위벽을 자극하지 말라고 분비하는 방어물질이 있는데 이걸 억제하니 위벽에도 안 좋다. 식후에 좋은 건 담배 맛이 상대적으로 좋다는 것 ^{음식물이 혀를 코팅해주어서 쓴맛이 적} ^{고 더 달다} 과 장운동이 활성화돼서 배변에 좋다는 것 정도다.

2. 오랫동안 담배를 피우다 보니 몸에 담배 냄새가 많이 배어 있다. 담배 냄새를 없

앨 방법은 없나?

어느 부분이냐에 따라 다르다. 담배 냄새가 배어 있다면 옷부터 신경 써야 한다. 옷은 섬유탈취제가 있으니 쉽게 냄새를 없앨 수 있다. 휴대용 섬유탈취제를 가지고 다니는 사람들도 여럿 보았으니 효과는 확실한 듯하다. 문제는 몸에서 나는 냄새인데 금연이 최고라는 얘기는 굳이 안 하겠다. 우선 담배가 직접 닿는 입과 손이 문제다. 손은 흡연 후 바로 씻으면 되고, 입에서 나는 구취는 칫솔질과 구강청결제로 해결하면 된다. 더 큰 문제는 폐 속 깊숙한 곳에 남아 있는 담배 연기다. 앞에서도 말했듯 흡연 후 10분까지는 폐 속에 담배 연기가 남아 있고 숨 쉴 때마다 나오기 마련이니 10분 후의 에티켓을 잊지 말자.

3. 취침 직전에 담배를 피우는 습관이 있는데 아내가 건강에 나쁘다고 걱정을 많이 한다. 취침 직전에 피우는 담배가 몸에 더 해로운가? 또는 아침에 일어나자마자 피우는 담배가 몸에 더 해로운가?

이것도 질문이 좀 그렇다. 둘 다 안 좋기 때문이다. 취침 직전에 피우면 니코틴 각성작용 때문에 수면의 질이 안 좋아지고 또 폐 안에 일산화탄소를 왕창 넣어두고 잠이 드는 셈이니 피로회복에도 좋지 않다. 상대적으로 산소가 부족해지기 때문이다. 반면에 아침에 일어나서 상쾌한 공기보다 담배 연기를 먼저 마시는 건 밤새 겨우 환기된 폐를 일산화탄소로 채우는 격이니 좋을 리 있겠는가. 다만 아침 흡연을 오히려 개운하고 상쾌하게 느끼는 흡연자가 있을 것이다. 그렇게 오해하는 사람들을 위해 확실히 말해두겠다. 그러한 느낌은 밤새 뇌가 갈구했던 니코틴이 흡수되면서 생기는 자극니코틴 금단증세 이다. 아침 첫 흡연이 빠를수록, 맛있을수록 몸이 니코틴에 흠뻑 중독되어 있다는 증거니 절대 좋아할 일이 아니다.

4. 최근 아프리카 몰라 담배처럼 딸기 맛, 소다 맛 등 향긋한 맛이 나는 담배들이 많이 나왔는데 이런 담배들은 다른 담배보다 건강에 더 안 좋은가?

맛 자체가 무슨 잘못이 있겠는가. 문제는 이 맛으로 인해 몸에 해로운 물질들이 무사통과해서 폐에 더 많이 전달된다는 점이다. 향신료가 첨가된 담배는 특히 청소년과 여성에게 인기가 많다. 무엇을 섞든 맛이 좋으면 쉽게 중독되기 마련이다. 또한 향신료가 발화했을 때 생긴 물질들이 추가적으로 발암물질을 일으킬 수도 있으니 주의가 필요하다. 최근 전자담배에 첨가된 향신료가 가열되어 발화하면서 발암물질을 생성한다는 보고가 있으니 맛이 좋다고 내용물도 좋은 건 아니다.

5. 담배를 피울 때 목 안으로 담배 연기를 빨아들이지 않으면 폐암에 걸릴 확률이 낮아진다고 하는데 사실인가?

속칭 겉담배를 피우면 괜찮지 않은가라는 말인데, 물론 깊게 빨아들이지 않으면 상대적으로 폐 깊숙이까지 들이기는 담배 연기가 줄어드니 폐암 확률은 줄어들지 모른다. 그렇지만 입 안에 머

금는 담배 연기는 구강암과 설암, 후두암, 식도암의 원인이 된다는 것을 명심해라! 일단 담배 연기는 우리 몸 어디에 닿든 좋지 않다. 이건 팩트다.

6. 술을 마실 때마다 담배가 생각나서 한 개비씩 피우곤 한다. 술을 마실 때 왜 담배 생각이 더 간절해지는가? 그리고 술 마실 때 피우는 담배가 건강에 더 안 좋은가?

일단 술은 금연의 적이다. 그만큼 술 마실 때 담배 생각은 더욱 폭발적으로 증가한다. 우선 술 한잔 하면 긴장도 풀리고 주변에 흡연하는 친구들도 많으니 더 생각나는 건 당연지사다. 의학적으로는 알코올과 니코틴이 뇌 속에서 작용하는 부위가 같아서 동시에 흡수되면 상승작용을 한다. 즉, '술 마실 때 피우는 담배가 더 맛있다'는 말은 전혀 근거 없는 이야기가 아니다. 참고로 술알코올, 담배니코틴, 커피카페인는 삼총사다. 작용하는 부위가 서로 같아 상승작용을 하기 때문이다. 건강 면에서도 당연히 좋을 리 없다. 일단 둘 다 혈압을 상승시키니 평소 혈압이 높은 사람에게는 당연히 안 좋을 테고, 둘 다 역류성 식도염과 소화기궤양을 유발하니 안 좋을 수밖에 없다.

7. 담배를 피우면 살이 빠지고 담배를 끊으면 살이 찐다는 말을 많이 들었다. 사실인가? 예방할 방법은 없는가?

이건 매우 중요한 질문이고 또 오해의 소지가 있으니 잘 알아두어야 한다. 담배를 피우면 살이 빠진다. 이유는 니코틴에는 일정 정도의 식욕 억제 효과가 있고 지방 분해 효과도 있기 때문이다. 따라서 금연을 하면 그 자체만으로도 억제된 식욕이 원상태로 돌아와 평소보다 식욕이 증가하고_{금연 스트레스를 먹는 것으로 푸는 분노의 식욕 증가}와는 별개다 지방도 분해되지 않으니 살이 찔 수밖에 없다. 금연 후 남성은 4kg, 여성은 3kg 정도 체중이 증가한다. 물론 금연 후 적절한 운동으로 스트레스와 몸 관리를 하고 균형 있는 식사를 하면 체중증가를 피할 수 있다. 그러나 절대 오해하지 마라. 살 찌니 금연하지 말라는 말이 결코 아니다! 살이 쪄서 금연을 포기한 사람들은 들어라. 금연 후 10kg 정도 체중이 증가해야만 금연의 이득이 상쇄된다. 흡연의 신체적 위험도를 쉽게 이해하려면 지금 당장 체중이 10kg 찐다고 상상해봐라. 그 상태가 흡연하고 있는 상태와 유사하다. 그러니 체중이 조금 늘었다고 쉽게 포기하지 말자. 그리고 주변을 둘러보아라. 흡연자라고 모두 날씬한가?

8. 하루 24시간 동안 20개비를 피우는 것과 1~2시간 안에 5개비를 피우는 줄담배 중 어떤 것이 몸에 더 해로운가?

이런 우매한 질문이 어디 있는가? 이렇게 질문하면 왠지 둘 중 하나는 상대적으로 괜찮다고 오해할 수 있지 않겠는가. 피우는 양이 많으면 아무리 천천히 피워도 안 좋기 마련이다. 만일 하루에 피우는 양이 똑같다면 둘 다 나름의 단점이 있다. 여유롭게 피울 때는 한 개비당 흡입하는 담배 연기가 더 많을 수 있다. 네 깊숙이 더 열심히 흡입할 테니 말이다. 그것도 온종일 쉴 틈 없이.

또 한 번에 여러 개비를 연달아 피우면 혈압이 급격히 상승하고 위산 과다분비와 역류 증상이 갑작스레 악화될 수 있다. 특히 극심한 스트레스로 인해 과음과 줄담배를 동시에 하면 심혈관계에 크나큰 과부하를 초래할 수 있다. 언제 빵 하고 터질지 모른다. 웃음 말고 혈관이!

9. 나는 20대에 담배를 피우기 시작했고, 내 친구는 30대가 넘어 담배를 피우기 시작했다. 담배를 피운 시기가 이를수록 건강에 더 안 좋은가?

당연하다. 몸은 정직하다. 일찍 피우기 시작할수록 더 오래 피울수록 결과는 더 안 좋을 수밖에 없다. 오히려 그렇지 않은 게 더 억울하지 않겠는가. 얼마 피우지도 않았는데 암이 발생한다면. 물론 아무 일도 없기를 소망하지만 몸은 정직한 걸 어쩌랴. 흡연과 관련된 질병 발생은 흡연량도 중요하지만 흡연 기간이 더 중요한 요인으로 밝혀졌다. 그렇지만 앞서도 설명하지 않았는가. 언제든 끊기만 하면 시점에 상관없이 이득이다. 일찍 끊을수록 더 이득인 건 두말할 필요도 없다.

10. 2세를 계획하고 있는 30대 남자다. 아내는 담배를 피우지 않기 때문에 괜찮지만 아무래도 내가 담배를 못 끊어서 걱정이다. 임산부인 여자만 담배를 피우지 않으면 괜찮다고 생각했는데, 남자인 내가 담배를 피웠을 때도 아이에게 영향을 주는가?

당연히 영향을 준다. 그런데 영향을 적게 주면 피우고, 크게 주면 안 피울 것인가. 이것부터가 잘못된 생각이다. 의학에서는 함부로 영향이 '적다', '크다' 말할 수 없다. 사람마다 똑같은 양에 노출돼도 결과는 얼마든지 다를 수 있기 때문이다. 그리고 남편이 얼마나, 어떻게 피우느냐에 따라 영향은 천차만별이다. 우선 남편의 흡연이 어떻게 아내와 태아에게 영향을 줄 수 있는지 세 가지 경로부터 알려주겠다. 첫째, 남편의 피부와 옷에 묻은 담배 연기가 미세먼지 형태로 아내의 입과 코로 흡입되는 경우, 둘째, 남편의 피부와 옷에 묻은 니코틴이 아내의 피부를 통해 흡수되는 경우, 그리고 마지막으로 남편이 담배를 피우고 10분이 지나지 않아 폐 안에 남아 있던 담배 연기가 숨을 쉴 때 배출되어 아내가 흡입하는 경우다. 경로가 이렇게 다양하니 남편이 얼마나 많은 양을 흡연하고, 흡연 이후 어떻게 처신하는지에 따라 아내의 간접흡연량은 천차만별일 수 있다. 이해가 됐으리라 생각한다. 그럼 어떻게 해야 할까. 금연이 제일 좋지만 담배를 끊지 못한다면 우선 외부에서 담배를 피우고 집에 들어오자마자 샤워를 한 후 새 옷으로 갈아입어라. 또한 외부에서도 담배를 피운 후 항상 손을 씻고 구강청결제를 사용하라. 마지막으로 퇴근 후 집에 돌아와서도 바깥에서 담배를 피웠을 때는 반드시 10분이 지난 다음 집 안으로 들어가라.

11. 대학생인 20대 남자다. 공부할 때 담배를 피워야 집중력이 좋아지는데, 담배를 피우면 머리가 나빠진다는 얘기를 들었다. 정말 담배를 피우면 머리가 나빠지는가?

그럴 리 있겠는가. 담배를 피운다고 머리가 나빠진다는 연구 결과는 없다. 관련된 심리학 연구들을 검토해보니 일단 지적 능력 향상에는 이득이 없다고 한다. 대신 니코틴의 효과로 입증된 것은 장시간 지속된 업무 효율을 잠시, 아주 잠깐 높여주는 정도다. 시험공부가 장시간 책을 뚫어지라 감시하는 고된 업무니 이런 측면에선 도움이 될지도 모르겠다. 상상력을 동원해보면 또 다른 측면들도 있음직하다. 벼락치기로 공부를 할 경우 밤새 졸음을 몰아낼 수 있는 이득이 있을 수 있고, 시험 전날 갑작스레 여자친구로부터 이별을 통보받았을 때 괴로운 마음을 진정시키고 책상 앞에 앉게 해주는 보조적인 역할을 기대할 수 있을지는 모르겠다. 과대망상인가? 어떤 이득이 있든 각자 처한 상황에 따라 다를 것이다. 그러나 단 한 가지 확실한 건 담배를 피운다고 머리가 좋아지거나 나빠지거나 하는 일은 없다.

12. 담배를 많이 피우면 아무래도 폐암 등 질병에 걸리게 될 텐데 몇 십 년 동안 담배를 피우고도 건강한 사람들도 주변에 많다. 이들을 보며 나도 괜찮지 않을까 하고 위안을 삼는데 담배를 피워도 질병에 안 걸리며 건강하게 사는 사람들은 체질 때문인가?

그렇다. 그것밖에는 달리 설명할 방법이 없다. 똑같은 당뇨, 고혈압 환자도 천차만별인데 하물며 담배 종류와 습관, 체질까지 고려하면 결과가 가지각색일 수밖에 없다. 흡연으로 사망에까지 이르게 되는 원인에는 암, 폐질환, 심혈관질환 등 다양한데 이 모든 질병이 유전적 요인과 생활습관, 환경에 따라 크게 영향을 받으니 흡연자마다 다를 수밖에 없다. 10대 초반에 흡연을 시작해 30대 초반에 폐암으로 죽은 사람도 있고, 반대로 젊어서부터 열심히 담배를 폈는데 120세 넘어까지 장수한 사람도 있다. 그런데 당신이 어디에 속할지 모르니 이것보다 더 무서운 일이 어디 있는가. 10명이 눈을 감고 서 있고, 딱 한 명만 꿀밤을 맞는다고 상상해봐라. 난 9명에 속할 테니 걱정 없다고 맘 놓을 수 있는 사람이 있을까. 움찔움찔하는 게 지극히 정상이다.

흡연자를 위한 금연

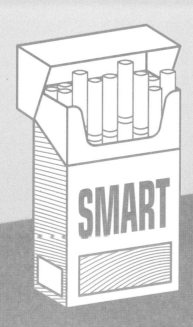

Chapter 17
당신이 금연에 실패하는 이유

담배를 끊었다고 상상해보라.
만일 끔찍하다면 그건 오히려 지금 즉시 금연이 필요하다는 뜻이다.

남들은 어떻게 금연에 성공하는가?

금연. 아, 금연은 너무 힘들다. 금연만큼 새해에 흡연자를 초라하게 만드는 단어도 없을 거다. 나는 직업상 다양한 금연 시도자들을 만나왔다. 사연들도 구구절절하다. 그런데 막상 흡연자는 타인의 경험담을 실패든 성공이든 들을 기회가 많지 않을 것이다. 그래서 남들은 어떻게 성공하고 실패하는지 엿볼 기회를 마련해봤다. 물론 안다고 쉽게 할 수 있는 일이 아니란 건 나도 잘 안다. 그래도 궁금하지 않은가? 아닌 사람은 시원하게 패스!

그렇다면 가장 흔한 금연 성공 요인은 무엇일까? 어쩌면 듣는 순간 너무 당연해서 육두문자가 이빨에 딱 걸쳐 있을지도 모르겠다. 왜냐하면 적게 피우던 사람이 더 잘 성공하기 때문이다.[36] 헉! 자자, 화내지 마시라. 아직 또 있다. 담배에 덜 의존적인 사람이 더 쉽게 성공한다. 더 자세히 말하자면 니코틴 의존도 점수가 낮은 사람일수록 성공확률이 더 높다. 이에 대해서는 다음 장에서 자세히 설명하겠다. 어허! 아직 화내기에는 이르다. 마지막 하나가 더 있다. 주변 친구 중에 담배 피우는 사람이 적을수록 더 성공한단다. 우당탕탕! 진짜 말해놓고도 내가 다 민망하다.

하나하나 이야기할 때마다 혈압 올라가는 소리가 들려 이걸 말해야 하나 말아야 하나 걱정이다. 그래도 시작했으니 끝을 보자. 최대한 불편한 심기를 줄여주기 위해 그냥 죽 나열해보겠다. 훅 읽어보자.

- 오랫동안 끊을수록 다시 피울 위험성이 적다. 특히 2년 이상 유지한다면 확실히 그렇다.[37]
- 끊는 이유가 확실하면 성공확률이 높다.
- 자기 의지로 끊는다면 장기간 금연할 확률이 높다.
- 한 번에 확 끊는 방법이나 서서히 개수를 줄여가는 방법이나 성공할 확률에는 별 차이가 없다.

의사로서 강조하고 싶은 이야기가 있다. 의사들은 이렇게 말할지도 모르겠다. "금연은 의사와 상담하세요." 많이 본 문구 아닌가. 의학계에서는 자기 의지보다는 금연약과 금연보조제를 사용하면 금연 성공률이 더 높다고 한다. 금연약_{바레니클린}을 복용해 성공할 확률이 약 25% 정도인데 비해 자기 의지로 성공할 확률은 3.7%라고 하니 확실히 큰 차이가 있다.[38] 이 정도 차이면 약부터 먹자고 할지도 모르겠다. 워낙 한 번에 낫는 걸 좋아하는 사람들이 많으니 금연약을 선호하는 의사와 흡연자가 상대적으로 더 많을 것이다.

하지만 나는 금연에 성공한 사람들이 가장 많이 선택한 금연법에 더 주목하려 한다. 그것은 본인의 의지가 가장 많이 선택된 방법이다. 금연약이나 금연보조제 등의 도움을 받은 사람은 약 3% 정도밖에 없었고, 무려 82%가 자신의 의지만으로 금연에 성공했단다. 역시 세상엔 나만한, 여러분만한 무기는 없다. 그러니 믿고 또 믿어라!

담배는 유익하다? 그럴수록 더 끊어야 한다!

왜 담배를 피우는가? 습관? 중독? 멋? 식후 땡? 여러 가지 이유가 있을 것이다. 프랑스 철학자 자크 데리다 Jacques Derrida 는 "담배는 상징적인 것을 상징한다"라고 했다. 그러니 흡연의 의미는 흡연자 숫자만큼 다양할 것이다. 그래도 무엇 때문에 피울까 찾아보니 미국의 인류학자 마크 니처 Mark Nichter 와 미미 니처 Mimi Nichter 부부가 네 가지로 요약했다.[39]

- 첫째, 담배는 더욱 성숙하고 남성적이며 성공한 이미지를 표현한다.
- 둘째, 사회적으로 인간관계를 맺는 데 도움을 준다.

- 셋째, 스트레스를 해소해주고 유쾌하게 만든다.
- 넷째, 배변에서 수면까지 신체 리듬을 조절해준다.

어떤가? 얼추 비슷하지 않은가? 이렇게 나열하고 보니 장점들도 꽤 쏠쏠해 보인다. "이러니 못 끊지!" 이렇게 말하는 사람도 있을 것이다. 그런데 다음 이야기를 들으면 좀 달라질지도 모르겠다.

미국 코넬 대학교 불문과 교수 리처드 클라인Richard Klein의 이야기다. 불문과 교수인 클라인은 엄청난 애연가였다. 그런데 어느 날 갑자기 담배를 너무 사랑하기 때문에 역설적이게도 담배를 끊어야겠다고 결심했다. 아니 이게 무슨 말 같지도 않은 말인가? 우리가 드라마나 영화에서 제일 싫어하던 대사 아니던가. 널 사랑하기 때문에 떠난다는! 순간 당황한 사람도 있겠지만 좀 더 들어보자. 클라인 교수의 이야기인즉슨 자신이 담배의 유용성에 너무 기댄 나머지 그 외에는 기댈 곳이 없다는 걸 순간 깨달았고 그래서 그 즉시 담배를 끊었다고 한다. 아래 인용문을 읽어보자.

"담배의 유익성에 감사하는 마음을 갖게 되면, 마침내 담배를 포기함으로써 얼마나 많은 것들을 잃어버릴 것인가를 실감하고 담배가 지닌 마력을 대신할 대체물을 찾는 일이 얼마나 시급한 일인가를 이해하게 될 것이다."[40]

이해가 되는가? 너무 유용해서 많은 부분 담배에 의지하고 있다면 결국 담배 이외에는 기댈 곳이 없다고 본 것이다. 충분히 설득력 있다고 생각한다. 금연하는 데 있어 결국 자신의 의지가 가장 중요하다면 이 정도로 정신을 번쩍 차리게 하는 깨달음이 있어야 하지 않겠는가. 이런 말이 있다. '든 자리는 몰라도 난 자리는 눈에 확 띈다고.' 금연한 자신을 떠올려보라. 섬뜩한가? 그래서 더욱 담배를 끊을 수 없다고 생각하는가. 아니다. 그건 지금 당장 금연이 더욱 절실하다는 걸 알려주는 경고음이다. 담배 이외에 또 다른 선택지가 없는 삶이란 얼마나 취약한 삶인가.

흡연자를 위한 TIP 5

끊기 힘든 담배, 암모니아의 진실!

막간을 이용해 담배회사가 싫어할 이야기를 좀 해보자. 이 이야기는 금연에 실패하고 스스로를 자학하는 대다수의 흡연자를 위한 일종의 변론이다. 존경까지는 아니어도 흡연자를 존중한다는 차원에서다. 단도직입적으로 말하면 담배는 애초에 끊기 어렵게 첨단기술을 총동원해 만든 하나의 작품이다. 그 중심에는 익히 잘 알려져 있듯 니코틴이라는 물질이 있다. 〈표 17-2〉에서 볼 수 있듯 니코틴은 중독성이 상당히 강하다. 놀라지 마라. 마약보다 중독성이 강하다. 이건 오래전부터 담배회사에서도 파악한 사실이다. 담배회사 필립모리스의 내부 문건 1972년에 작성된 것이다 에는 "니코틴이 없었다면 흡연은 존재하지 않았을 것이다"라고 적혀 있다.[41] 흡연자가 가장 싫어할 말을 담배를 가장 잘 만들고 판매한다는 유명담배회사에서 주장했다. 그렇다면 누구의 말이 맞을까?

약물의 신체 의존도	**니코틴**〉헤로인〉코카인〉알코올〉카페인〉마리화나
약물의 금단증세 정도	알코올〉헤로인〉**니코틴**〉코카인〉카페인〉마리화나

표 17-2 니코틴의 신체 의존도 및 금단증세 정도

아직까진 이해가 잘 안 될 것이다. 그래서 아주 명확한 증거자료를 보여주겠다. 바로 '암모니아' 이야기다. 말보로를 판매하는 필립모리스사는 흡연 시 몸의 니코틴 흡수를 증진시키기 위해 암모니아라는 인공첨가물을 담배 속에 넣었다. 〈표17-3〉의 그래프에서 보듯 암모니아 첨가로 담배의 산성도가 증가하고, 이에 따라 활성 니코틴 농도가 증가하면서 말보로 담배의 판매율은 급증하기 시작했다.

 너무 어려운가? 쉽게 말하자면 암모니아를 담배에 짬뽕해서 뇌 속에 니코틴이 착착 달라붙게 만들었다는 것이다. 쉽게 달라붙으니 맛이 기가 막힐 수밖에! 이리하여 말보로에 충성심 강한 애연가들이 생겨난 것이다. 〈표17-3〉의 그래프는 오래전 미국에서 공개된 것으로 독자들도 인터넷에서 쉽게 검색해서 찾아볼 수 있다. 하지만 우리나라에서는 이와 관련해 어떠한 논의도 공개적으로 진행된 적이 없다. 그저 애꿎은 흡연자만 의지가 약하다고 꾸지람을 받을 뿐이다. 〈표17-3〉의 그래프는 이해하기 어려울 수 있다. 그래프가 하도 여러 개라 그렇게

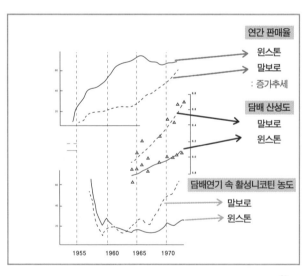

표17-3 필립모리스의 암모니아 첨가 정도와 말보로 판매율과의 상관관계[42]

느껴지는 게 당연하다.

암모니아에 대한 진실을 대중이 알게 된 것은 한 영화 때문이다. 바로 러셀 크로우와 알 파치노가 주연한 〈인사이더〉라는 영화다. 〈인사이더〉는 담배회사 연구개발 부사장 제프리 와이건Jeffrey wigond 박사의 실화를 바탕으로 제작된 1999년 개봉한 영화다. 이 영화가 상영 중일 때 미국 플로리다 법원은 B&W와 필립모리스사에 자사의 담배를 피운 흡연자들을 위해 약 240조 원을 배상하라는 판결을 내렸다. 당시 담배회사는 배심원들이 이 영화를 보지 못하게 해달라고 요청했고 이 요청은 수락되었다.

영화 내용 중 제프리 박사는 인터뷰에서 "니코틴을 폐에 신속하게 흡수시키기 위해 암모니아를 첨가함으로써 뇌와 중추신경계에 직접적인 영향을 준다", "담배회사 CEO가 청문회에서 위증했다"라고 진술한다. 그의 진술은 1994년 B&W사의 회장 토마스 샌드퍼Thomas Sandefur가 "니코틴에 중독성이 있다고는 생각하지 않는다. 니코틴은 담배 맛을 내는 데 매우 중요한 요소다"라고 하원위원회에서 진술한 내용을 전면으로 반박한 것이었다. 여기에서도 암모니아가 등장한다. 1997년에 일어났던 일이니 그리 오래된 일은 아니다. 아마 현재도 진행 중인 일일지도 모른다. 누가 알겠는가. 최신 담배 제품들이 쏟아지고 있는 오늘날 무언인들 상상하지 못하겠는가.

Chapter 18
나는 어떤 유형의 흡연자일까?

지피지기면 백전백승!
나의 흡연 스타일과 의존도를 진단해 개선점을 찾아야 한다.

금연의 시작, 흡연 유형 파악

당신은 자신이 어떤 유형의 흡연자인지 알고 있는가? 이미 흡연 유형별로 그에 걸맞은 금연 방법이 마련되어 있으니 참고해보기 바란다. 물론 세상에 완벽한 건 없으니 실망하는 사람도 있을 것이다. 그래도 무턱대고 금연을 시도했다가 쓰디쓴 실패를 경험하는 것보다는 일단 알아두는 것도 크게 손해 보는 장사는 아닐 것이다.

설문은 총 18개의 문항으로 이루어져 있다. 각각의 문항에 맞는 점수를 체크한 다음 이를 합산하여 그 점수가 11점 이상이면 해당 유형에 속한다. 예를 들어 1번 문항 + 7번 문항 + 13번 문항의 점수를 더하여 11점 이상인지, 7점 이하인지 보는 것이다. 간단하다. 그리고 쉽다. 그러니 딱 1분만 투자해보자.

다음은 담배를 피우는 이유 18가지입니다. 열거된 항목 중 당신에게 자주 해당하면 5를, 가끔 해당하면 3을, 전혀 해당하지 않으면 1을 기재하십시오.

1. 마음의 여유를 가지려고 담배를 피운다.

2. 담배, 라이터, 성냥 등 담배와 관련된 물건을 만지는 일이 대단히 즐겁다.

3. 담배를 피우면 즐겁고 마음이 편안해진다.

4. 무슨 일에 화가 날 때면 담배를 피우게 된다.

5. 담배가 떨어지면 불안해서 못 견딘다.

6. 나도 모르는 사이 저절로 담배를 피우게 된다.

7. 담배를 피우면 자극이 되고 일을 잘하게 된다.

8. 담배 피우는 하나하나의 과정, 즉 담배를 뜯고, 꺼내고, 라이터를 꺼내서 불을 붙이고, 연기를 들이마시고, 내뿜고, 재떨이에 비벼 끄는 모든 과정이 즐겁다.

9. 담배 피우는 그 자체가 즐겁다.

10. 마음이 불안하고 긴장될 때 담배를 피우게 된다.

11. 담배를 안 피우고 있을 때면 담배를 안 피우고 있다는 사실을 의식한다.

12. 재떨이 위에 피우던 담배를 올려놓고도 그 사실을 잊은 채 또 담배에 불을 붙인다.

13. 담배를 피우면 기분이 좋아진다.

14. 내뿜는 담배 여기를 쳐다보는 것이 재미있다.

15. 마음이 편안하고 안정되어 있을 때 주로 담배를 피우게 된다.

16. 기분이 울적하거나 걱정이 있을 때 담배를 피우게 된다.

17. 얼마 동안 담배를 안 피우면 담배 생각이 나서 견딜 수 없다.

18. 언제 담배에 불을 붙였는지도 모르는 상태에서 담배를 물고 있는 것을 발견할 때가 있다.

1+7+13 =	: 자극형	2+8+14 =	: 손장난형
3+9+15 =	: 즐거움과 편안함 추구형	4+10+16 =	: 스트레스 해소형
5+11+17 =	: 육체·심리적 중독형	6+12+18 =	: 습관형

11점 이상 높은 점수, 7점 이하 낮은 점수

흡연 유형	금연 방법
자극형	흡연행위가 생활의 활력을 북돋우는 것처럼 느끼고 있으며, 흡연이 습관화된 상태다. 다른 방법을 통해 생활의 활력을 찾는다면 금연을 하는 데 도움이 될 것이다. 평상시 몸을 자주 움직이고, 집에 있을 때도 산책, 집안 청소, 요리, 운동 등을 통해 생활에 자극을 주자.
손장난형	담배 피우는 행위 자체를 즐기며 담배는 손장난을 위한 도구다. 따라서 금연을 유지하기 위해서는 담배 이외의 다른 대용품이 꼭 필요하다. 휴대가 간편한 악력기, 지압봉, 작은 공 등을 사용하여 담배 이외의 것으로 주의를 환기시키자. 연필, 볼펜, 지우개, 고무줄 등 간단한 사무용품을 이용하거나, 꽃이나 화초를 키우는 것도 좋다.
즐거움과 편안함 추구형	흡연을 통해 신체적·정신적 즐거움을 얻는다. 따라서 금연을 했을 때 얻을 수 있는 즐거움에 대해 목록을 작성해보는 것이 좋다. 또한 가벼운 취미생활을 시작해보는 것도 좋다. 금연을 지지하는 가족, 친구, 애인과 함께 유익한 시간을 계획하는 것도 좋은 방법이 될 수 있다.
스트레스 해소형	일상의 스트레스를 담배에 의지하여 해결하고 있다. 이런 경우에는 담배 이외의 스트레스 해소법을 적극적으로 찾아야만 한다. 가장 효과적인 방법으로는 규칙적인 운동을 꼽을 수 있다. 또한 일상에서 즐길 수 있는 자신만의 취미를 찾는 것도 도움이 된다.
육체· 심리적 중독형	과도한 흡연으로 니코틴에 대한 의존도가 심한 경우다. 이에 해당하면 금연 시 금단증세가 심하게 나타날 수 있으므로 금연 상담가의 도움을 얻어 니코틴 보조제 패치, 껌, 사탕을 사용하는 것이 도움이 될 것이다.
습관형	습관형은 자신도 모르게 담배를 피울 때가 많다. 이때는 금연일기를 작성하여 어떠한 상황에서 흡연충동이 일어나는지를 확인하고 그러한 장소나 상황 등을 피하도록 해야 한다. 또한 생활 방식에 변화를 주거나 적당한 운동이나 취미활동을 찾아보는 것도 도움이 된다.

표 18-1 흡연 유형에 따른 금연 방법

담배 사랑 측정법

요즘은 스마트폰 하나면 앉은 자리에서 원하는 정보를 쉽게 구할 수 있다. 검색창에 금연을 치면 '효과적인 금연 방법'에서부터 '금연 달인'에 이르기까지 방대한 정보들이 쏟아져 나온다. 그런데 이게 되레 문제다. 그중에서 도대체 무엇을 선택해야 한단 말인가? 자칭 애연가라면 얼마나 담배를 사랑하는지부터 검증받아야 하지 않을까? 방법도 간단하다. 딱 6개 문항에 답하면 된다. 자, 심호흡하고 출발!

문항	응답 범주
1. 하루에 담배를 몇 개비나 피우십니까?	◎ 10개비 이하 ① 11~20개비 ② 21~30개비 ③ 31개비 이상
2. 아침에 일어나서 얼마 만에 첫 담배를 피우십니까?	③ 5분 이내 ② 6~30분 사이 ① 31분~1시간 사이 ◎ 1시간 이후
3. 도서관, 극장, 병원 등 금연구역에서 담배를 참기가 어렵습니까?	① 예 ◎ 아니오
4. 하루 중 담배 맛이 가장 좋은 때는 언제입니까?	① 아침 첫 담배 ◎ 그 외의 담배
5. 오후와 저녁 시간보다 오전 중에 담배를 더 자주 피우십니까?	① 예 ◎ 아니오
6. 몸이 아파 온종일 누워 있을 때도 담배를 피우십니까?	① 예 ◎ 아니오

표 18-2 파거스트롬 니코틴 의존도 검사

〈표 18-2〉의 6개 문항에 체크한 답의 숫자를 모두 더해 3점 이하면 의존도가 낮은 편이고, 7점 이상이면 높은 편이다. 생각보다 담배에 대한 사랑이 부족한 사람도 있을 테고, 무심한 듯했

는데 절절한 애정을 확인한 사람도 있을 것이다. 그런데 문항이 너무 짧아 결과에 대해 미심쩍은 사람도 있을 것이다. 그래서 각각의 문항에 대해 살짝 설명을 덧붙이려 한다. 담배에 대한 연애 상담 되시겠다.

1. 하루에 담배를 몇 개비나 피우십니까?

이건 좀 빈약해 보이지만 가장 중요한 질문이다. 당연히 하루에 몇 개비를 피우느냐가 애정의 가장 객관적인 척도지 않겠는가? 내가 만나본 사람 중 가장 많이 피웠던 사람은 하루 3갑, 그러니깐 60개비를 피웠다. 그 사람 이야기로는 이 정도면 잠자는 시간까지도 쪼개서 피워야 한다고 하더라. 이런 사람은 금연이 어려울 듯싶다. 하루에 1갑 피우는 것도 요즘처럼 피울 곳도, 피울 여유도 없을 때는 그리 쉽지 않다. 스웨덴 웁살라 병원의 임상심리학자였던 파거스트롬Fagerstrom 박사가 이 문항을 발표했을 때가 1978년이니 당시 담배 20개비와 오늘날의 20개비는 절대량은 같지만 의미는 매우 다르다.

우리나라만 해도 1978년에는 성인 남성 10명 중 8명이 담배를 피웠고 어디에서든 흡연이 허용되었기 때문에 20개비 피우는 것 정도는 문제도 아니었다. 하지만 요즘 같이 담배 피울 장소가 마땅치 않은 상황에서 하루에 1갑을 다 못 피운다고 니코틴 의존도가 높지 않다고 보아야 할지 의문이 들기는 한다.

그렇다면 5개비 미만으로 피우는 사람은 어떨까? 정말 금연이 쉬울까? 한 여성흡연자를 예로 들어보겠다. 이 여성은 한 달에 1대만 피운다고 한다. 나도 처음에는 믿기지 않아 되물었다. 하지만 사실이다. 이분은 담배를 피우고 일주일이 지나면 소화가 안 되고 입이 타고 조바심이 난다고 한다. 그래도 꼭 한 달에 한 번 담배 1개비를 피운다고 한다. 이 여성의 경우 3갑을 피우는 사람에 비해 훨씬 쉽게 끊을 수 있을 것 같지만 꼭 그렇지만은 않다. 그녀는 여전히 한 달에 한 번 1개비의 담배를 즐기고 있다.

2. 아침에 일어나서 얼마 만에 첫 담배를 피우십니까?

이 문항은 6개 항목 중에서 흡연자의 니코틴에 대한 신체적 의존도를 가장 잘 대변해주는 척도다. 왜냐하면 수면 중에는 흡연을 못 하니 니코틴의 체내 용량이 점차 줄어들어서 아침에 일어났을 때에는 니코틴에 대한 갈망이 최고조에 도달해 있기 때문이다. 따라서 니코틴 의존도가 높을수록 기상 후 첫 흡연시간이 짧아지는 경향이 있다.

나는 외래에서 진찰할 때 이 질문을 시간으로 물어보지 않고 행동으로 물어본다.

"아침에 눈 뜨자마자 담배를 피우시나요?5분 이내, 일어나서 세수하고 피우시나요?6-30분 이내, 아니면 씻고 아침 식사하고 피우시나요?31분-1시간, 혹은 회사 출근길이나 출근해서 피우시나요?1시간 이후"

이렇게 질문하면 시간으로 물었을 때보다 좀 더 효과적으로 답변을 들을 수 있다. 물론 이것도 답변에 도움을 주기 위한 방편일 뿐 정확한 것은 아니다.

그런데 요즘 들어 이 질문이 유효한지 의문이다. 왜냐하면 눈을 뜨자마자 담배를 피우고 싶다 하더라도 집 안에서 흡연할 수 있는 사람은 극히 드물기 때문이다. 아무리 하루에 2~3갑을 피워도 집을 나오고 나서야 흡연을 시작할 수 있으니 이 문항도 오늘날 실효성이 있는지 모르겠다. 가장 중요한 질문인데도 의미가 퇴색될 만큼 흡연을 할 수 있는 상황이 많이 바뀌었다. 그럼에도 여전히 중요한 질문이다.

3. 도서관, 극장, 병원 등 금연구역에서 담배를 참기가 어렵습니까?

금연구역 범위가 '도서관, 극장, 병원'을 포함한 지 꽤 오래됐으니 흡연자에게 이런 장소에서 담배를 참는 것은 일상이 되지 않았을까. 요즘은 집에서도 회사에서도 길거리에서도 편하게 담배를 피울 수 있는 곳이 흔하지 않은데, 하물며 도서관, 극장, 병원은 말해 무엇하랴. 물론 2시간 영화 상영 시간조차 참기 힘든 과다흡연자도 있을 것이다. 당연히 이들이 금연하기 더 어려운 건 사실이다.

4. 하루 중 담배 맛이 가장 좋을 때는 언제입니까?
5. 오후와 저녁 시간보다 오전 중에 담배를 더 자주 피우십니까?

하루 중 가장 맛있는 담배가 아침 첫 담배냐는 질문과 오전에 담배를 더 많이 피우느냐는 질문인데, 이 둘은 매우 유사하다. 기상 후 오전 시간은 취침 중 흡연을 못 해 니코틴이 상대적으로 부족할 때니만큼 담배 맛이 더 좋게 느껴질 것이다. 그래서 오전 담배가 더 맛있을수록 니코틴 의존도가 크다고 보는 것이다. 그런데 이것도 곰곰이 생각해보면 조금 이상하다. 왜냐하면 식후에 피우는 담배가 최고라는 사람도 많고, 술 마실 때 피우는 담배, 일 끝나고 동료와 함께 피우는 담배를 최고의 담배로 꼽는 사람도 많다. 그리고 오전, 오후 업무시간에 흡연할 수 없는 흡연자에겐 퇴근 후 피우는 담배가 훨씬 더 맛있을 수밖에 없을 거다. 슬슬 질문에 대한 신뢰도가 떨어지는 건 아닌지 걱정이다. 빨리 마지막 질문으로 넘어가자.

6. 몸이 아파 온종일 누워 있을 때도 담배를 피우십니까?

이 질문은 비흡연자에게는 이해하기 어려운 질문일 수도 있다. "어떻게 몸이 아픈데 담배를 피울 수 있어?"라고 말이다. 나는 직업상 병원에 입원해 있는 환자들이 몰래 담배를 피우는 걸 자주 목격한다. 한 번은 골반을 다쳐 입원 중인 환자가 침상에서 안정을 취해야 하는데 담배를 피우러 병원 밖으로 나가느라 제대로 안정을 취하고 있지 않은 상황을 발견했다. 그래서 환자의 몸 상태를 자세히 설명한 후 절대적인 안정이 필요하다고 조언을 했다. 그랬더니 환자 왈 "침대에 누워서 안정을 취해야 한다는 건 알아요. 그런데 저는 담배를 피워야 안정이 돼요. 그래서 안정을 취하려면 어쩔 수 없이 나가서 담배를 피워야 해요." 들어보니 이상하게 이해가 되더라. 물론 이것은 매우 극단적인 예지만 어디가 어떻게 아프냐에 따라 같은 흡연자라 할지라도 답변이 조금씩 다를 수 있다. 어쩌겠나. 사람은 하나같이 다른 것을.

끝으로 총평이란 걸 해볼까 한다. 파거스트롬 니코틴 의존도 검사Fagerstrom Test for Nicotione Dependence는 간편하고 쉽다. 그래서 가장 널리 사용되고 있다. 그렇지만 간단하고 쉬운 반면 다양한 니코틴 의존 양상을 너무 단순화시켰다는 문제점도 있다. 이것은 앞서 예를 들어 설명한 바와 같다. 그러니 점수가 7점을 넘지 않는다고 좋아할 일은 아니다. 물론 7점을 넘는다고 미리 자포자기할 필요도 없다. 점수는 어디까지나 점수일 뿐이다. 금연은 절대 점수 순이 아니다! 그저 자신의 흡연 스타일과 의존도를 조금이나마 객관적으로 뒤돌아보는 시간을 가졌으면 한다. 물론 덤으로 금연까지 하면 더 좋고.

Chapter 19
금연, 힘들다고 힘들게 하지 말자

인터넷, 스마트폰 앱, 금연전화, 보건소, 금연캠프 등
스마트하게 주변 자원을 충분히 활용해서 금연하라!

금연, 이제 독한 사람만 성공하란 법 없다

"남자가 담배를 끊으면 죽은 장모가 독하다고 딸을 데려간다"는 말을 들어본 적 있는가? 이 말은 담배에 대해 공부하는 아들에게 아버지가 해준 충고 비슷한 거다. 지금도 하루에 2갑이나 담배를 피우시니 이런 조언을 하는 것도 어찌 보면 당연하다. 그런데 이 조언은 아버지의 장모님, 즉 나의 외할머니께서 아버지에게 해주신 말씀이란다. 사위에게 담배를 끊지 않아도 된다고 허락해준 셈인 것이다. 여러분은 사랑하는 사람을 빼앗길 정도로 독한 마음을 가져본 적이 있는가? 아버지가 결혼하신 1970년대 중반만 하더라도 성인 남성 흡연율이 거의 80%에 육박했으니 성인 남자로서 사회생활을 하면서 담배를 끊는다는 것은 정말이지 독한 마음이 필요했을지도 모른다. 그런데 요즘은 어떤가? 아마도 금

연 못 하는 사위한테서 딸을 빼앗아가면 갔지 적어도 담배를 끊었다고 나무라는 장모는 어디에도 없을 것이다.

이제는 세상이 바뀌었다. 흡연에 대한 인식만 바뀐 게 아니다. 금연을 도와주는 방법도 확연히 달라졌다. 그래서 이참에 금연에 도움이 될 만한 유익한 정보들을 대방출해보려 한다. 그러니 안심하라. 쉽게 아내를 빼앗길 일은 없을 것이다! 제일 먼저 금연상담전화, 금연 인터넷 사이트, 그리고 금연 애플리케이션을 소개하겠다. 바로 시행에 옮길 수 있는 특급 도우미들이다. 다음으로 인터넷을 통해 쉽게 얻을 수 없는 금연 의지 강화법을 소개하고자 한다. 바로 임상최면을 통한 금연법이다. 개인의 부족한 의지를 증진시킬 수 있는 지혜들이 담겨 있으니 기대할 만하다. 마지막으로 여러 방법을 시도해봤지만 금연에 실패한 과다흡연자를 위해 니코틴 대체재 및 금연 약물 등을 이용한 전문적인 금연 방법도 담아봤다.

금연도 스마트하게

1. 금연상담전화 1544-9030

담배 좀 피우는 사람들에게 익숙한 전화번호가 있다. 1544-9030. 모르는가? 담뱃갑 제일 하단에 있는 금연상담전화번호다. 왜 9030인지 아는가? 번호를 정할 때 '금연성공'과 가장 발음이 비슷한 번호로 선정한 결과 '9030' 구영삼공≒금연성공 으로 정했다고 한다. 그런데 전화라고 무시하면 절대 안 된다. 금연상담전화의 금연 성공률은 26% 수준으로 아주 우수하다. 금연상담전화는 일단 원하는 시간에, 장소에 구애받지 않고 무료로 서비스받을 수 있다는 장점이 있다. 그리고 일대일 개인별 맞춤서비스기 때문에 개개인의 흡연 유형에 맞는 양질의 서비스를 받을 수 있다. 또한 완전 비밀보장! 이게 가장 중요한 장점이라고 생각한다. 금연상담전화는 개인의 비밀이 보장되기 때문에 특히 외부에 자신의 흡연 사실을 드러내기 어려운 흡연자에게 매우 유용하다.

상담 프로그램은 30일 단기 금연 프로그램으로 시작해 금연 성공 후 1년에 걸쳐 장기적으로 관리해준다. 상담은 월~금요일에는 오전 9시부터 오후 8시까지, 주말과 공휴일에는 오전 9시부터 오후 6시까지 제공된다. 그리고 인터넷을 통해 상담을 예약할 수도 있다. 인터넷에서 금연길라잡이에 접속한 후 '금연하기

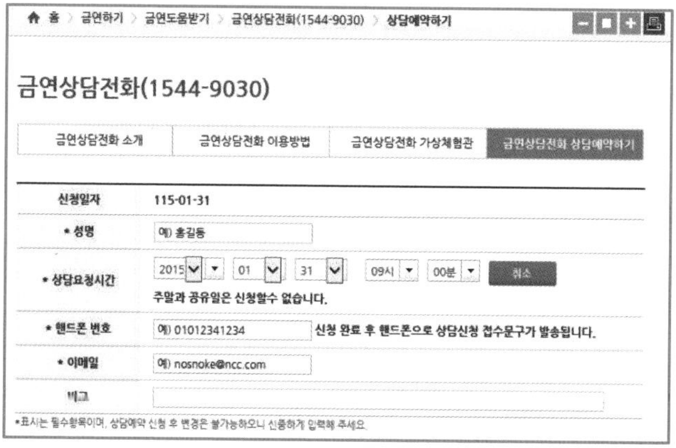

그림 19-1 금연길라잡이를 통한 금연상담전화 인터넷 예약 화면

→ 금연 도움받기 → 금연상담전화 → 금연상담전화 상담 예약하기' 순으로 클릭하면 쉽게 상담을 예약할 수 있다. 금연상담전화의 금연 효과는 자기 의지로 금연에 성공할 확률 3~5%보다 5~8배에 이르는 26%에 달한다고 하니 필요한 사람들은 주저하지 말고 누르시길! 1544-9030!

2. 금연길라잡이 www.nosmokeguide.or.kr

금연을 하기 위해 인터넷 검색을 하다 보면 너무 많은 정보가 쏟아져 나온다. 어떤 정보가 신뢰할 수 있는 것인지 파악하기 힘들 정도다. 그래서 신뢰할만한 훌륭한 인터넷 사이트를 하나 소개할까 한다. 보건복지부에서 개설한 '금연길라잡이'가 그것이다. 이곳에는 흡연과 금연에 대한 양질의 최신정보는 물론 자가진단테스트 및 금연상담전화 예약까지 할 수 있다. 또한 간단한 가입을 통해 온라인 금연 프로그램을 이용할 수도 있다. 인터넷을 통한 금연 프로그램을 이용하면 자기 의지로 금연을 시행했을 때보다

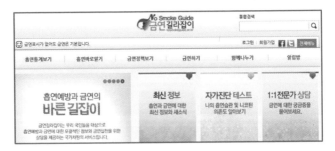

그림 19-2 금연인터넷 사이트 금연길라잡이

약 1.5배의 성공률을 보인다는 연구 결과도 있으니 적극적으로 활용해보길 바란다. 이 사이트의 또 다른 장점은 자신이 살고 있는 지역 내 보건소 금연클리닉을 찾을 수 있다는 점이다. 또한 해당 사이트에는 '국가금연지원서비스 바로가기'가 소개되어 있다. 이것을 클릭하면 보건복지부가 후원하고 국가금연지원센터가 운영하는 〈금연두드림〉nosmk.khealth.or.kr 사이트가 나온다. 이곳을 통해 전국 17개 지역금연지원센터에서 운영하는 4박 5일간의 '금연캠프'를 신청 및 예약할 수 있다. 참가비 10만 원을 지불해야 하지만, 캠프 수료 후 인센티브를 제공하고 전문 의료인이 제공하는 금연프로그램은 물론 6개월 동안 사후관리까지 해주니 투자한 만큼 가치가 충분하다. 그리고 금연까지 성공한다면 그것은 돈으로 환산할 수 없는 이득이지 않은가!

3. 금연 애플리케이션

• **금연길라잡이**호환성-iOS 인터넷은 물론 애플리케이션으로도 금연길라잡이를 이용할 수 있다. 다양한 흡연 및 금연 정보를 제공하고 보건소의 금연클리닉 정보도 제공한다. 또한 금연일기나 금연시계를 사용할 수 있다.

• **QuitNow!**호환성-iOS, 안드로이드 이 애플리케이션의 특징은 마지막 흡연 후 시간, 흡연하지 않은 담배 개수, 절약한 돈과 시간을 지속적으로 계산해서 알려준다는 것이다. 특히 다른 금연 사용자와 채팅을 하며 서로 격려할 수 있는 기능도 있다.

- **금연 도우미** 호환성·안드로이드 금연을 통해 얻게 되는 신체적, 경제적 이득에 초점을 맞춰 금연에 대한 동기 부여 및 향상을 도와주는 애플리케이션이다.
- **오늘부터 금연!** 호환성·안드로이드 매주 깔끔한 금연 위젯 기능을 제공하는 것이 가장 큰 장점이다. 금연타이머, 건강 정보, 금연에 대한 명언 등을 제공한다.
- **금연 시작** 호환성·안드로이드 아주 심플한 화면 구성이 특징이며, 금연 기간과 절약한 금연, 늘어난 수명, 건강상태 등이 간단명료하게 제시된다.
- **금연클리닉 3.0** 호환성·iOS 아이폰 사용자에게 위젯 기능을 제공하고 금연미션, 챗봇 대화 기능 등을 통해 금연 관련 여러 정보까지 제공하는 장점이 있다.

임상최면으로도 금연이 가능하다고?

일단 당부의 말로 시작하겠다. 최면은 보조적 수단이다. 절대 마법이 아니다. 미디어에서 지나치게 포장을 하고 인터넷상에서 과대 포장된 광고들이 즐비해서 오해를 불러일으키지 않을까 심히 염려된다. 그렇지만 제대로 활용하기만 하면 자신의 의지를 증진시킬 수 있기에 간단하게나마 소개해보려 한다. 어렵게 공부하고 수집한 자료들이니 백분 활용하길 바란다.

여기에 소개된 방법은 가수가 자신의 음악에 몰입하는 방법과 유사하다. 온몸의 긴장을 풀고 주변의 소음으로부터 격리된 채 자신의 목소리에만 온 신경을 집중할 것! 이러한 상태에서 음 하나하나에 집중하듯이 자신이 원하는 모습을 그려나가는 방법 이다. 내가 이러한 임상최면에 관심을 두게 된 이유는 약물을 쓸 수 없는 임산부나 청소년들의 금연을 돕기 위해서다. 이를 위해 대한최면의학회 최고급과정까지 수료했다.

그렇지만 내가 소개하는 금연최면은 마법처럼 순식간에 사람 을 변화시키는 것이 아니다. 지금까지 의학 분야에서 소개된 금 연최면은 성공률 편차가 크기 때문에 아직 흡연자에게 일률적으 로 권장되고 있지는 않으며, 필요할 경우 사례별로 적용하고 있 다. 이렇게 많은 한계에도 불구하고 최면요법을 소개하는 이유는 흡연자가 스스로 금연하고자 하는 의지를 증진시키는데 최면의 기본원리들이 도움이 될 것이라 확신하기 때문이다. 자, 그럼 빠 져봅시다!

1. 스피겔식 1회 금연최면법

다음은 스탠퍼드 대학병원의 데이비드 스피겔David Spiegel 교수가 시 행하고 있는 1회 금연최면법이다. 시작하기 전에 고려해야 할 점 은 조용하고 편안한 장소에서 오로지 자기 자신을 위해서만 적 어도 1시간가량 투자해야 한다는 것이다. 〈자기최면을 위한 스 피겔식 1회 금연최면법〉에 소개된 내용을 다른 사람이 읽어주고 흡연자는 편안하게 앉은 자세에서 따라 하면 된다. 아니면 직접 녹음을 한 다음 틀어놓고 해도 좋다. 중요한 것은 긴장은 푼 상태에서 집중하는 것이다.

편안한 자세에서 긴장을 풀고 천천히 호흡에 집중한다. 그리

자기최면을 위한 스피겔식 1회 금연최면법

하나. 눈을 위로 치켜들고,
둘. 눈꺼풀을 천천히 감으면서 숨을 크게 들이마시고,
셋. 숨을 내쉬면서 눈을 편안하게 하며 몸이 붕 뜬다고 상상하세요.

그런 다음 한 쪽 손이 풍선처럼 위로 떠오르게 하세요.

그리고 당신의 몸이 붕 떠 있음을 느껴보세요. 마치 뜨거운 욕조나 호숫가 또는
하늘 위에 떠 있다고 상상해보세요. 자신이 편안하다고 느끼는 곳에 가 있다고
상상해보세요.

이제 다음 세 가지 요점에 집중하세요.

  1. 내 몸에 흡연은 독이다.
  2. 내가 살기 위해서는 몸이 필요하다.
  3. 나는 몸을 존중하고 보호할 의무가 있다.

흡연 충동과 싸우기보다는 당신의 몸을 존중하고 보호해야 할 의무가 있다는 점
에 초점을 맞추세요. 당신의 몸을 독으로부터 막기 위한 자연스러운 보호본능을
이용하세요.

자기최면에서 빠져나오기 위해 셋부터 하나까지 거꾸로 세어보세요.

셋. 마음을 정리하시고,
둘. 눈을 감은 상태에서 위를 쳐다보시고,
하나. 눈을 천천히 뜨세요.

이제 올라와 있는 손의 주먹을 쥐었다 펴면 그것으로 수행은 끝납니다.
이것을 매주 1~2시간 간격으로 시행하며, 흡연 충동이 생길 때마다 시행합니다.

고 지시문에서 이야기하는 것을 최대한 상상하도록 하라. 우리나라 사람의 시각적 상상력이 서구인에 비해 약해 최면요법 효과가 낮을 수 있다. 사람마다 차이가 있을 수 있으니 처음부터 포기할 필요는 없다. 큰 극장에 홀로 앉아 3D 스크린을 보고 있다고 상상해보라. 마치 스크린 속으로 빠져 들어간 것 같은 느낌으로 집중해보자. 상상 속에 몰입된 상태로 들어갔다면 그 상태에서 스피겔 교수가 제시하는 메시지를 되뇌어봐라.

스피겔 교수는 집중해야 할 내용을 세 가지로 정리했다. 내 몸에 흡연은 독과 같고, 내가 살아가기 위해서는 몸이 필요하므로 몸을 존중하고 보호할 의무가 있다는 것이다. 그는 금연하기 위해 흡연 충동을 억제하는 데 초점을 맞추기보다는 자신의 몸을 존중하고 보호해야 한다는 의무에 초점을 맞출 것을 강조한다. 첫 시도에서는 시간이 걸리고 시행착오도 있겠지만 여러 번 반복하면 어렵지 않게 깊은 몰입 상태에서 메시지에 집중할 수 있을 것이다. 아주 간단하고 실용적인 자기최면 방법이니 명상을 목적으로 다양하게 활용해도 좋을 것이다.[43]

2. 스탠턴의 흡연행동교정 최면법

이것은 스탠턴 글랜츠 Stanton Glantz 박사의 흡연행동교정을 위한 금연최면법이다. 스피겔식 금연최면법보다 조금 더 복잡한 단계를 거친다. 자신에게 응용할 수 있는 부분들을 취사선택하면 된다.

① 최면 전단계

금연최면이 성공할 것임을 믿어라. 특히 마음의 힘을 믿어라. 몸 무거워지기 등 간단한 최면을 경험한 후 마음을 통해 몸을 조절할 수 있듯 흡연습관을 포기할 수 있도록 몸을 지휘할 수 있음을 확신한다. 다음으로 최면상태(몰입상태)에 쉽게 도달할 수 있으며, 스스로 최면의 깊이를 조절할 수 있음을 확신한다. 최면의 편안한 상태를 느껴본다.

② 최면 유도단계

이 부분은 앞에서 설명한 스피겔식 1회 금연최면법에 나온 자기최면을 위한 최면법을 따라 하면 된다.

③ 자아강화 암시

몸이 더 건강해짐을 느끼고, 긴장이 이완되며 걱정이 줄고, 자신감이 커질 것이라고 암시를 한다. 또한 더 긍정적이고 낙천적으로 생각할 수 있게 될 것이며, 이 모든 것을 담배 없이도 이룰 수 있음을 믿는다. 그리고 자신이 금연하려는 이유를 한 번 더 상기시켜준다.

④ 흡연관련 암시

먼저 자존심과 자신감을 강화시켜준다. 그 후 다음과 같은 순서로 암시한다.
"이제 금연을 할 수 있는 자신감이 충만해질 것이다. 또한 담배를 쉽게 끊을 수 있고, 그동안 왜 담배 때문에 고민했는지 의아할 것이며, 전혀 담배를 피우고 싶지 않을 것이다. 이제부터 담배 생각이 나거나 손이 가게 되더라도 너는 마음으로부터 '아니'라고 대답할 것이다. 담배는 내 몸을 해칠 뿐 전혀 도움이 되지 않는다. 너의 마음은 너의 몸을 조절할 수 있고 조절해야만 한다. 이것은 네가 하는 것이고 내가 하는 것이 아니다. 이것은 너의 승리고 네가 이룩한 일이다. 이제 결심을 해야 한다. 이것은 너무 쉽고 넌 해낼 수 있다. 아주 간혹 갑작스럽게 담배 생각이 날 때면 깊은숨을 들이쉬고 내쉬면서 긴장을 풀고, 담배가 필요 없음을 깨닫게 될 것이다. 너는 완전히 너를 제어할 수 있게 된다."

⑤ 빨간 애드벌룬 시각화

다음과 같이 암시를 한다.
"여러분 발 옆에 휴지통이 있다고 상상하라. 거기에 담배를 모두 버리고 흡연에 대한 욕망, 미련, 충동 등도 모두 버린다고 상상하라. 그런 다음 뚜껑을 닫고 그

휴지통을 아주 큰 빨간 애드벌룬에 연결한다고 상상하라. 애드벌룬은 그 휴지통을 점차 하늘 높이 가지고 올라가 끝내 사라진다. 이제 너에게는 행복한 느낌만이 남아 있다."

⑥ 성공한 이미지 시각화
다음과 같이 암시를 한다.
"흡연할 수 있는 평상시 상황을 상상해보라. 그리고 그 상황에서 흡연하지 않고 편안해하는 자신의 모습을 상상해보라. 이제 큰 칠판 하나가 눈앞에 있다고 상상해보라. 칠판 왼쪽에는 흡연의 장점을 한 가지 쓰고, 오른쪽에는 훨씬 더 크게 금연의 장점을 써라. 이제 왼쪽에 쓴 흡연의 장점을 지워라. 그리고 다시 왼쪽에 흡연의 장점을 하나 쓰고, 오른쪽에는 금연의 장점을 하나 써라. 그리고 왼쪽에 쓴 흡연의 장점을 다시 지워라. 이것을 계속 반복하면 칠판에는 오직 금연의 장점만 남을 것이다."

1978년 발표된 논문 내용이지만 그 안에는 최면의 다양한 요법들이 녹아 있다. 특히 자아를 더 강화시키는 과정, 애드벌룬으로 흡연 욕망 날려버리기, 성공한 자신의 이미지 상상하기 등은 일상에서도 몰입된 상태에서 다양하게 응용할 수 있는 기법들이다. 총 6단계로 '① 최면 전단계 → ② 최면 유도단계 → ③ 자아강화 암시 → ④ 흡연관련 암시 → ⑤ 빨간 애드벌룬 시각화 → ⑥ 성공한 이미지 시각화'를 거친다.[44]

3. 다양한 금연암시법

최면을 유도하는 법은 다양하지만 기본원리는 동일하다. 집중해서 몰입하는 것이다. 이때 가장 중요한 것은 암시할 때 사용하는

금연암시법

① 금연에 대한 두려움 해소

금연 실패에 대한 자책을 없애준다. 즉, 자신의 의지가 약해서 실패한 것이 아니라는 걸 이야기한다. 이어서 흡연의 유익함에 대한 믿음을 교정시켜준다. 암시문은 다음과 같다.

"자녀가 본드나 부탄가스를 흡입하면서 온갖 그럴듯한 이유를 대면 이를 진지하게 받아들이고 이해해줄 겁니까? 물론 아니죠. 당연하죠. 그것이 아무리 재미있고 맛있고 기분을 좋게 해준다 해도 아닐 겁니다. 당신 역시 흡연에 대해 스스로 그럴듯한 이유를 만들 겁니까? 당신은 그 이유를 심각하게 받아들일 겁니까?"

② 금단증세 및 흡연충동 완화(직접암시, 중화암시)

직접암시는 몰입 상태에서 여러 금단증세(졸림, 짜증, 무기력증, 피로감, 소화불량, 두통, 현기증 등) 및 흡연충동 등이 소멸할 것이라고 암시를 하는 것이다. 중화암시는 최면에 의한 몰입상태 때의 편안함이 금단증세 및 흡연충동이 발생할 때의 감정과 합쳐져서 중화될 것이라고 암시를 하는 것이다. 또한 방어용 기침 발생을 위한 직접암시를 시행한다. 실수로 흡연을 하게 되면 건강한 폐가 담배 연기를 거부하여 지속적으로 기침을 유발할 것임을 직접암시한다. 또한 흡연충동은 어린아이와 같다는 간접암시를 한다. 암시문은 다음과 같다.

"어린아이가 때 쓰는 것과 같아서 자꾸 관심을 가지면 더 심해진다. 그저 무심한 척, 스스로 지칠 때까지 그냥 두는 것이 상책이다."

③ 금연 스위치 상상(왼쪽 중지 3번째 마디)

몰입 상태에서 왼쪽 중지 3번째 마디에 금연 스위치가 있다고 상상하게 하는 것이다. 각성된 상태에서도 이곳을 누르면, 즉 금연 스위치를 누르면 흡연충동이나 금단증세가 사라진다는 암시를 준다. 이것은 최면을 유도한 사람이 해주면 효과가 더 클 것이다.

④ 금연에 성공한 자신의 미래모습 상상

흡연자라는 과거의 감옥으로부터 탈출하는 장면을 상상하게 만드는 방법이다. 암시문은 다음과 같다.

"이제부터 과거의 흡연했던 본인은 사라진다. 이제 건강하고 밝은 사람으로 새로이 태어난다. 이상하게도 어깨 뒤로 무언가 하얗고 높은 벽과 같은 것이 보이거나 느껴질 것이다. 그것은 마치 감옥과 같은 것으로 이제 당신은 스스로 그 감옥에서부터 자유로워져서 건강한 당신으로 새로이 태어날 것이다."

스토리다. 어떠한 아이디어로 상상력을 자극하고 행동의 변화를 일으키게 하는 지가 관건이다. 이러한 다양한 금연암시법은 지금까지 저자가 다양한 자료들을 참고해 금연 클리닉에서 사용했던 방법들을 정리한 것이다.[45] 어떻게 응용하느냐에 따라 여러분도 훌륭한 결과를 얻을 수 있을 것이다. 그게 최면의 가장 큰 장점이자 묘미다.

금연보조제 및 약물 치료 방법

금연에는 여러 가지 방법들이 있는데 크게 감연법/단연법, 인지행동요법, 니코틴 대체요법, 약물요법으로 나뉜다. 자세한 내용은 앞서 소개했던 금연길라잡이 홈페이지에서 '금연하기 → 금연 준비하기 → 금연방법 선택하기'를 클릭하면 최신 연구들을 통해 입증된 정확한 정보들이 잘 정리되어 있다. 여기서는 개인적인 경험을 통해 알게 된 특별히 주의가 필요한 사항들만을 소개할까 한다.

1. 니코틴 껌

가장 인기가 있는 니코틴 대체재는 니코틴 껌이다. 무료로 제공할 때 제일 먼저 동나는 것이 니코틴 껌이다. 왜 껌을 선호할까 생각해보면 일단 씹으니깐 입이 심심하지 않고, 또 담배를 피우고 싶은 충동이 있을 때 바로바로 사용할 수 있다는 것이 크게 작용하는 것 같다. 그렇지만 좋다고 가져갔다가 울상이 되어서 돌아오는 사람도 많다. 대부분의 사람이 조금 씹다가 머리가 핑하니 돌고 속이 울렁거려 토할 것 같아 도저히 씹지 못하겠다고 호소를 해온다. 처방할 때 사용법을 자세히 설명하는데도 꼭 니코틴 껌을 일반 껌 씹듯 사용하는 사람들이 있다. 즉, 니코틴 껌을 씹으면서 배출된 니코틴 액을 침을 삼키듯 꿀꺽꿀꺽 삼켜버리는 것이다. 이렇게 씹으면 갑자기 고용량의 니코틴이 몸속으로 흡수돼 속이 울렁거리고 어지러우며 심하면 구토 증세까지 발생한다.

따라서 니코틴 껌은 반드시 용법을 지켜서 사용해야 한다. 가장 기본이 되는 것은 'Chewing and Parking'이다. 씹고 넣어두고, 씹고 넣어두고를 반복해야 한다. 즉, 껌을 1분 정도 씹은 후 입 안에 얼얼한 느낌이 들면 껌을 어금니와 구강 점막 사이에 넣어둔다. 이후 얼얼한 느낌이 사라지면 다시 1분간 씹는다. 이것을 반복하는 것이다. 니코틴 껌은 1개에 담배 2개비와 같은 니코틴 양을 체내에 공급하는 것으로 알려져 있다. 그래서 규칙적인 시간 간격을 두고 담배 반 갑을 피운다고 생각하고 하루에 10개 정도 사용하는 것이 좋다. 이렇게 3개월 정도 사용하다가 끊을 것을 추천하고 있다. 물론 산술적으로는 이렇지만 실제 담배를 피울 때는 흡입하는 사람에 따라 흡수되는 니코틴 양이 다르므로 실질적으로는 담배 1개비와 2mg의 니코틴 껌 1개의 흡수량이 비슷할 것이다.

니코틴 껌은 보건소 금연클리닉에 등록하면 무료로 받을 수 있다. 물론 약국에서 의사의 처방 없이 구매할 수도 있는데 24개들이 니코틴 껌 한 상자가 1만 원 안팎에 판매된다. 니코틴 껌의 단점은 간혹 담배는 끊었는데 껌을 못 끊는 경우가 발생한다는 점이다. 안전상의 문제로 최대 6개월까지만 사용할 것을 권장하는데 그 이상 사용하는 사람도 드물지 않다. 이럴 때는 의사와의 상담을 통해 니코틴 껌도 끊는 것이 좋다. 이런 사람들은 금연 약물을 사용하여 끊을 것을 권장한다. 또한 껌을 씹으면 턱관절에 통증이 오는 사람은 니코틴 사탕_{로렌즈}을 사용해도 좋다. 사용법은 껌과 유사하다.

　마지막으로 주의를 주고 싶은 것은 급성 니코틴 중독이다. 니코틴 껌을 씹지 않은 상태로 그냥 삼키게 되도 흡수가 느리고 불완전하므로 큰 문제는 없다. 그런데 너무 과다한 양을 씹게 되면 급성 니코틴 중독에 빠질 수 있다. 과량으로 복용하면 구역, 구토, 복부 경련, 복통, 설사, 두통, 현기증, 청각 및 시각장애, 창백증, 발한, 타액분비 과다, 정신 혼미, 근육 쇠약 등이 발생할 수 있다. 그리고 최악의 경우 저혈압, 불규칙한 맥박, 순환부전, 경련 및 호흡곤란 등 위험한 상황까지도 발생할 수 있다. 치사량에 도달했을 때는 호흡곤란, 심부전 등으로 사망에까지 이를 수 있다. 따라서 지나친 과다 복용은 절대 삼가야 한다.

　2mg 껌을 한 개 씹으면 체내에 0.9mg이, 4mg 껌은 1.2mg이 흡수되는데, 급성경구치사량은 40~60mg_{0.5~0.75mg/kg}이므로 특별히 문제 될 일은 없다. 사용해본 사람은 알겠지만 2개를 동시

에 씹으면 속이 울렁거리고 머리가 어지러워서 과다한 양을 사용하는 것 자체가 힘들다. 다만 껌을 씹으면서 동시에 담배를 피우는 것은 좋지 않다. 특히 아이들이 실수로 일반 껌인 줄 알고 사용하는 일이 없도록 주의해야 한다.

2. 니코틴 패치

대중적으로 가장 많이 알려진 니코틴 대체재는 니코틴 패치다. BBC 드라마 〈셜록 홈스〉에서 주인공 홈스가 의문의 살인 사건을 해결하기 위해 고민하는 장면에서 "이건 패치 3개짜리 사건이야"Three patches' problem라고 외치는 장면이 있다. 런던의 금연정책 때문에 원작의 파이프 담배 대신 패치원작에서는 'three pipe problem'이라고 나온다 사용한 감독의 센스가 돋보인다. 나는 전공이 전공인지라 굉장히 재미있게 보았던 장면이다. 재미있긴 했지만 담배 피우듯 패치를 동시에 사용해서는 안 된다.

여기서 얻을 수 있는 아이디어가 있다. 패치는 표면적에 따라 용량이 결정되니 스스로 몸에 맞는 양을 가위로 잘라 재단할 수 있다. 패치는 고농도21mg, 중간농도14mg, 저농도7mg 이렇게 세 가지 종류가 있다. 그래서 하루 10개비 이상 피우는 사람은 고농도로 시작하고고농도 4주 →중간농도 2~4주 →저농도 2~4주, 10개비 이하로 피우는 사람은 중간농도중간농도6주 →저농도 2주로 시작할 것을 추천한다.

그렇지만 같은 개비 수를 피우더라도 흡연습관에 따라 평소 흡수된 니코틴 양이 다를 수 있으므로 약간 불편할 수도 있다. 그런 경우 가위로 패치를 재단하면 자른 면적만큼 용량이 감소한다. 21mg을 반으로 잘라서 붙이면 10.5mg이 된다. 이런 점을 이용하여 부작용을 최소로 할 수 있게 자신에게 맞는 용량으로 패치를 재단하여 쓰도록 하라. 물론 주의할 점은 고농도 → 중간 농도 → 저농도로 이어지는 감량 스케줄을 지켜야 하고, 패치를 단순히 담배 대용품으로 사용하거나 패치를 붙인 상태에서 담배를 피우면 절대 안 된다.

패치는 털이 없고 깨끗하고 건조한 부위_{땀이 많이 나는 곳은 피해라}에 붙이는 것이 좋다. 상완 안쪽, 허벅지, 엉덩이 등 매일 다른 부위에 붙이는 것이 좋다. 주로 아침에 부착하는데 16시간짜리는 밤에 제거하고, 24시간짜리는 다음 날 아침에 제거한다. 흔한 부작용은 부착부위의 피부발진, 두통, 매스꺼움, 불면증 등이 있다. 피부발진이 일어나면 제품을 변경하거나 의사와 상담 후 연고를 바르거나 중단 후 다른 니코틴 대체요법을 사용하도록 한다. 두통과 매스꺼움은 용량이 너무 높은 것을 사용했을 때 발생하므로 농도가 낮은 것으로 바꾸거나 이미 남은 패치가 많다면 앞에서 설명한 것처럼 패치를 잘라서 용량을 줄여 사용하는 것도 방법이다. 불면 증세는 3~4일 정도 지난 후 사라지는 것으로 보고되는데, 증세가 지속될 때에는 24시간짜리를 사용 중이면 16시간짜리로 제품을 변경하거나 취침 전 패치를 제거하는 것이 좋다. 이런 방법을 사용했음에도 불면증이 지속되면 다른 니코틴 대체재로 변경하거나 의사와 상담하도록 하라.

3. 강력한 두 가지 금연 약물

• 바레니클린

금연 치료제 중 가장 효과가 좋은 것으로 알려진 것이 바레니클린Varenicline이다. 뇌 속에서 니코틴과 마치 의자 뺏기 놀이를 하듯 경쟁적으로 작용하며 효과가 나타난다. 즉, 니코틴이 차지해야 할 뇌 속 수용체 자리를 먼저 차지해 외부에서 들어온 니코틴이 자리에 안착할 수 없게 함으로써 뇌가 마치 니코틴이 있는 것과 같은 착각을 일으키게 한다. 그래서 금연 중에 금단증세를 예방하고 흡연을 해도 담배 맛이 나지 않게 하는 두 가지 작용을 수행한다. 하지만 앞에서도 이야기했듯 흡연자의 금연 의지를 더욱 증진 또는 유지시켜 주는 것이 더 중요하다. 그래서 약물 치료를 선호하지는 않는다. 나 역시 금연 상담을 하면서 의학적으로 금연해야 할 명확한 이유천식, 만성폐쇄성폐질환, 뇌졸중, 협심증 등가 있는 흡연자가 여러 가지 니코틴 대체재를 사용하고도 실패를 거듭했을 때에만 약물 치료를 권장한다.

바레니클린을 선뜻 처방하기 어려운 이유 중 하나는 비싼 약값 때문이다. 하루 2알을 복용해야 하는데 그 비용이 약물 조제료까지 합하면 한 달에 약 12만 원가량 든다. 그런데 다행히 2015년 후반기부터 바레니클린 1정당 1,000원을 건강보험에서 지원해주기 시작해 약값 부담이 12주를 기준으로 기존 36만 8,900원에서 15만 5백 원으로 감소하였다. 1년에 3회까지 금연

214

치료(1회에 8~12주 기간)를 지원하고 있으니 꼭 활용해보기 바란다.

참고로 모든 병원에서 금연 약물을 처방하지는 않는다. 금연 치료병원으로 등록된 병원은 국민건강보험공단 홈페이지www.nhis.or.kr에서 확인할 수 있다. 혹은 〈금연두드림nosmk.khealth.or.kr〉 사이트에서 〈금연서비스〉 중 〈병의원 금연 치료〉로 들어가면 금연 치료 의료기관을 찾을 수 있는 QR코드가 있다. 일상에서 확인할 수 있는 간단한 방법으로는 인근 약국에 가서 금연 약물이 있는지 문의하고, 있다면 어느 병원에서 처방하는지 문의하면 된다.

바레니클린의 자세한 복용법과 부작용은 처방을 받을 때 의사 또는 약사로부터 자세히 들을 수 있다. 여기서는 간략하게만 설명하겠다. 금연 시작일 1주 전부터 약물 복용을 시작해 보통 12주를 복용하는데 최대 6개월까지 복용하는 것을 원칙으로 한다. 복용 시 가장 흔한 부작용은 울렁거림이다. 특히 첫 3~4일은 복용 이후 울렁거림이 자주 발생할 수 있다. 따라서 아침 식사 후 충분한 양의 물과 함께 약을 복용하는 것이 좋다. 진료 경험상 약물 복용 이후 사탕을 먹으면 울렁거림을 줄이는 데 효과가 있다. 또 다른 부작용으로는 잠을 잘 못 자는 사람도 있고, 아주 특이한 꿈을 꾸는 사람도 있었다.

그런데 가장 주의해야 할 부작용은 약물 복용 후에 발생하는 적대감, 불안감, 우울증, 자살 충동 및 자살 행동 등과 같은 행동 변화다. 이러한 증상은 정신질환 병력이 없는 환자에게서도 나타났고 정신질환 병력이 있는 환자의 경우 증상이 악화되었다고

금연 치료법	6개월 이상 금연 성공률
자신의 의지	3.7%
의사와의 상담	8.2%
전문가와의 상담	11.0%
니코틴 대체요법	16.9%
부프로피온	18.9%
바레니클린	25.5%

표 19-1 금연 치료법에 따른 금연 성공률

출처 : 2009년 대한금연학회 추계학술대회 자료집

금연 제품 (총 12주 기준)	보험적용 이전 본인부담금	보험 지원금	보험적용 후 본인부담금
바레니클린 (1일 2정, 총 168정)	36만 8,900원	21만 8,400원	15만 500원
부프로피온 (1일 2정, 총 168정)	18만 6,200원	13만 4,400원	5만 1,800원
패치 + 껌 (1일 1장 + 1일 평균 4개)	31만 1,700원	17만 6,400원	13만 5,300원
패치만 사용 (1일 1장, 총 84매)	18만 5,700원	16만 4,100원	2만 1,600원

표 19-2 건강보험 지원 시 금연 치료 예상 비용

출처 : 보건복지부

한다.[46] 미국 식품의약국은 이러한 부작용 문제로 금연보조제 제조사에 심각한 정신신경계 부작용에 관한 경고문안을 추가할 것을 요구했다. 매우 드물기는 하지만 이러한 증세가 발생했을 시에는 즉시 약물을 중단하고 의사에게 알려야 한다. 해외에서 보고된 사례에 따르면 대부분 약물 복용 중에 정신신경계 증상이 발생했지만 복용을 중단한 후에도 증상이 나타난 경우가 있으므로 약물 복용을 중단한 후에도 정신신경계 증상이 사라질 때까지 주의 깊게 관찰해야 한다.

• 부프로피온

부프로피온Bupropion 은 원래 우울증약이다. 복용 후 뇌 속에서 신경전달물질인 도파민이나 NE노르에피네프린 의 재흡수를 억제해 간접적으로 세로토닌을 상승시킴으로써 우울증을 감소시켜준다. 그런데 우연히 흡연충동을 억제하는 효과가 알려져서 현재는 주로 금연 치료제로 사용되고 있다. 흡연 시 니코틴이 뇌 속에서 도파민 분비를 자극하는데 이것을 대체해줌으로써 흡연충동을 감소시켜준다. 이와 더불어 체중감량 효과까지 보고되면서 비만 치료제로도 사용한다. 이 약물 역시 처방 및 복용 시 의사나 약사로부터 반드시 복용법 및 부작용에 대해 설명을 듣고 꼼꼼하게 체크해야 한다. 가격은 〈표 19-2〉에서 보여주듯 12주 기준 18만 6,200원이다. 복용은 금연 시작일 1주일 전부터 아침에 1정씩150mg 복용한 후 금연 시작일부터 1일 2정아침, 저녁으로 나눠서 복용을 약

2~7주가량 복용한다. 7주 이상 복용 시 의사와의 상담이 필요하다.

부프로피온도 부작용에 주의해야 한다. 일반적으로 두통, 오심, 구강 건조 및 갈증, 변비, 수면장애, 구토, 식욕저하, 초조함 등과 같은 증상이 발생할 수 있다. 그렇지만 가장 주의해야 할 부작용은 앞서 바레니클린에서도 언급했듯이 정신신경계 부작용이다. 특히 부프로피온은 발작과 같은 심각한 부작용을 일으킬 수 있으므로 발작 병력이 있는 흡연자는 절대 사용을 금한다. 따라서 부프로피온은 여러 가지 부작용에 대한 우려로 자살성향이 있는 흡연자, 알코올 또는 진정약물을 갑자기 중단한 자, 대식증 또는 신경성 식욕부진 환자, 18세 미만 소아 또는 청소년, 임산부와 수유부, MAO 억제제 항우울제 복용자, 파킨슨병 약물 투여 중인 환자에게는 복용을 금하고 있다. 특히 이 약물을 아이들이나 성인이 의도치 않게 과량 복용하거나 자살을 목적으로 다량 복용한 경우 부프로피온 중독으로 발작을 일으키거나 심하면 사망에 이르는 사례들이 보고되고 있으니 사용 시 특별한 주의가 필요하다.[47]

Chapter 20
건강한 스트레스로 담배를 줄이자

스트레스 해소에 담배만이 능사는 아니다.
스트레스에 대한 생각과 행동을 바꾸면 스트레스로 건강해진다.

흡연과 관련된 스트레스 탄생의 비밀

얼마 전 회식자리가 있었다. 친구 한 놈이 "어제 위내시경 했는데
위궤양이 있대"라고 말하며 괴로워했다. 옆에서 누군가 약은 먹
고 있느냐고 물어보니 대답이 이랬다.

"아니 아직 안 먹었어. 이게 다 스트레스 때문이야."

그 친구는 말이 끝나기가 무섭게 소주잔을 들이켰다. 그리고
식당 밖으로 나가 담배를 피워댔다. 친구는 위궤양을 앓고 있음
에도 약 대신 술과 담배로 통증을 달랬고, 모든 원인을 스트레스
탓으로 돌렸다. 위궤양은 잦은 음주와 흡연이 가장 흔한 원인 중
하나다. 하지만 비난은 오로지 스트레스에 집중된다. 불쌍한 스
트레스.

그런데 금연 또한 마찬가지다. 지금까지 연구된 자료들을 분

석해보면 흡연자들이 금연 실패 원인으로 스트레스를 주범으로 지목하고 있다는 점이다.

이와 관련해 내가 지금껏 흡연자들한테서 들은 이야기는 이렇다.

"만병의 원인은 스트레스고, 흡연은 스트레스 해소에 도움이 되므로 오히려 흡연이 건강에 약간 도움이 된다고 생각한다."

나는 이것을 '스트레스 삼단논법'이라고 부른다. 이 논법 자체에는 큰 문제가 없다. 물론 비흡연자는 흡연이 스트레스 해소에 도움이 된다는 이야기에 동의할 수 없을지 모르지만 흡연자 입장에선 완전히 무시할 수도 없는 노릇이다. 그런데 내가 의문을 제기하고 싶은 문장은 이 삼단논법 가운데 가장 앞에 등장하는 문장이다. 스트레스가 정말 만병의 원인일까? 내가 파헤치고자 하는 것이 이 상식 아닌 상식이다.

지금부터 소개할 내용은 스트레스가 만병의 원인으로 발명된 일련의 역사적 사실이다. 미국의 내분비학자 한스 스타일Hans Styles은 오늘날 우리가 알고 있는 '스트레스'라는 개념을 확립시킨 유명한 학자다. 그는 1936년 쥐 실험을 통해 장시간 스트레스에 노출될 때 쥐의 조

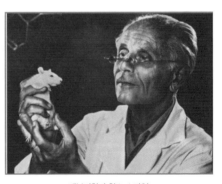

내분비학자 한스 스타일.

직에 생리학적 변화코티솔 호르몬 분비 증가, 부신의 크기 변화 등를 초래한다는 결과를 발표했다. 이후 그는 무려 약 1,500개에 달하는 논문과 책을 썼다. 그 공로를 인정받아 노벨상 후보에 무려 10번이나 오르기도 했단다.

한편 1950년대 중반 들어 미국의 심장내과 의사인 마이어 프리드먼Meyer Friedman과 레이 로젠Ray Rosenman은 특히 A형 성격Type A personality: 적대적이고 경쟁적이며 다양한 관심을 두고 그것을 획득하려 하는 성급한 성격이 심장질환, 특히 관상동맥질환에 잘 걸리는 경향이 있다고 주장했다. 그런데 문제는 한스 스타일의 연구를 비롯해 이 모든 스트레스 관련 연구들이 담배회사로부터 대규모의 후원을 받았다는 사실이다. 90년대 들어 담배회사의 내부문건이 폭로되면서 담배회사가 이들 연구자에게 거대한 연구비 지원은 물론 논문 내용에도 개입했다는 사실이 드러났다. 그렇게 해서 스트레스라는 스타가 탄생하게 된 것이다.[48]

물론 이 모든 것은 과학적 실험 자료들을 근거로 하고 있지만 문제는 지나치게 스트레스를 만병의 원인으로 몰고 갔다는 점이다. 스트레스에는 분명 긍정적인 측면도 존재하는데 말이다. 그리고 심장질환, 특히 관상동맥과 관련된 질병은 개인의 성격보다는 오히려 고혈압, 당뇨, 고지혈증 같은 질병과 흡연, 음주, 비만 같은 생활습관과 더 큰 연관성이 있다. 그런데도 오늘날 스트레스에 모든 이목이 쏠려 있다.

이렇게 스트레스가 심장질환의 제1 원인으로 몰린다면, 그리고 스트레스 해소가 건강의 핵심으로 인식된다면 가장 이득을 보고 좋아할 이익단체 중 하나가 담배회사일 것이다. 앞서 스트레스 삼단논법에서처럼 '스트레스가 만병의 원인이다'라는 명제만 공고히 하면 담배가 백해무익이 아니라는 반론에 힘을 실을 수도, 심장질환의 주요 원인으로 담배를 지목하는 사회적 비판으로부터도 자유로울 수 있기 때문이다. 어떤가? 나의 스트레스 음모설이 꽤 설득력 있는가? 그러니 이제부터 어디 아프다고 스트레스 탓하지 말고 담배 못 끊는다고 스트레스 탓하지 말자. 스트레스, 이 아이는 아무런 잘못이 없다! 모두 다 음흉한 어른들 잘못이다. 스트레스에 자유를 허하라!

스트레스, 도대체 넌 뭐니?

그럼 본격적으로 스트레스에 대해 이야기해보자. 일단 그 뜻부터 살펴보자. 검색해보면 이렇다.

"적응하기 어려운 환경에 처할 때 느끼는 심리적·신체적 긴장 상태."

일단 그 뜻은 어렵지 않다. 뭐 매일 겪는 일 아닌가. 좀 더 복잡하게는 아래 수학공식같이 표현한 것도 있다. 일명 '스트레스 방정식'이라 불린다. 이 방정식에서 주목할 점은 '개인의 감수성'이다. 당연한 이야기 아닌가. 일상생활과 직장생활에서 스트레스에 어떻게 대처하느냐에 따라 개인 간 증상이 다를 수밖에 없을 것이다.

스트레스 증상/결과들=

생활스트레스+직업스트레스+개인의 감수성(성격, 과거의 경험, 대응방식) [48]

이렇게 스트레스에 대한 정의를 소개하고 나니 마음이 좀 불편하다. 개인의 감수성 운운하는 게 결국 당사자한테 책임을 전가하는 것 같아서다. 그런데 이런 생각도 "스트레스는 건강에 해롭다"라는 기본 전제에서 출발한 것이다. 의사로 10년을 살다 보니 스트레스가 건강에 안 좋다는 얘길 입이 닳도록 했다. 그런데 아직도 스트레스를 해소할 묘수를 알지 못하니 답답할 노릇이다. 이러던 중 최근 스트레스에 대한 기가 막힌 이야기를 듣게 되었다. 핵심은 이렇다. 스트레스가 건강에 해로운 것이 아니라 오히려 건강에 이롭다는 것! 황당하지만 왠지 끌리지 않는가? 궁금하지 않은가? 이제부터 할 이야기가 바로 이것이다.

미국 스탠퍼드 대학교의 심리학자 켈리 멕고니얼 Kelly McGonigal 은 오랫동안 스트레스를 연구하고 상담해왔다. 그녀는 스트레스가 건강에 해롭다는 대전제 하에 최선을 다해 스트레스를 해소할

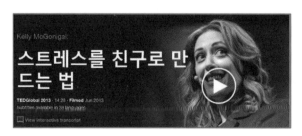

심리학자 켈리 멕고니얼의 '스트레스를 친구로 만드는 법'.

방법을 연구하고 또 연구했다. 그런 그녀가 자신이 믿어 의심치 않았던 그 대전제 자체가 잘못된 것일 수 있다는 연구 결과에 직면하게 된다. 그리고 '스트레스를 친구로 만드는 법'이라는 TED 강연을 통해 새로운 스트레스 이론을 소개한다. 반응은 가히 폭발적이었다. 그녀는 스트레스가 건강을 해치는 것이 아니라 오히려 외부의 스트레스로부터 인간의 건강을 유지하게 하는 중요한 신체 반응임을 설득력 있게 보여준다.

2012년 하버드 대학교 심리학과 자미에슨Jamieson 연구팀은 '사회적 스트레스 테스트'라는 흥미로운 연구 결과를 발표했다. 연구팀은 그룹을 두 개로 나누어 한 그룹에만 스트레스에 대한 신체 반응이 우리 몸에 유익하다는 사전 교육을 시행했다. 예를 들면 스트레스는 심박수를 증가시켜 몸이 공격 또는 방어 활동을 위한 준비를 하게 만들어주고, 호흡수를 증가시켜 뇌로 산소 공급을 원활하게 만들어준다고 교육했다. 그런 후 실제로 빠르게 뺄셈을 하게 해 당황하게 하거나 참여자의 대답에 부정적인 제스처를 취하는 등 사회적 스트레스를 유발시킨 후 신체적 반응을 측정했다. 그 결과 스트레스가 유익하다는 교육을 받지 않는 그룹은 전형적인 스트레스 반응심박수 증가, 혈관 수축을 보인 반면, 스트레스가 유익하다는 교육을 받은 그룹은 심박수가 증가한 것은 같았지만 혈관은 수축하지 않고 오히려 이완되었다. 이런 신체 반응은 기쁨과 용기가 생긴 순간 발생하는 신체 반응과 유사했다. 즉, 스트레스가 신체에 유익하다고 생각한 그룹은 스트레스에 노출됐을 때 유익한 신체 반응을 보였다.

생각의 변화만으로도 신체 반응이 변한다는 것은 신기한 일이다. 그런데 이런 생각의 차이가 장기적 측면에서 건강에도 영향을 미쳤을까? 이와 관련해 2012년 위스콘신-메디슨 대학교의 켈러Keller 연구팀은 스트레스가 건강에 해롭다는 생각이 사망률과 어떻게 연관되는지를 발표했다. 8년 동안 약 3만여 명의 사망 기록을 추적한 결과 많은 스트레스를 경험하고 동시에 그러한 스트레스가 건강에 해로운 결과를 미친다고 믿은 사람들은 조기 사망 위험률이 무려 43%나 증가했다. 반면에 많은 스트레스를 경험했지만 그러한 스트레스가 건강에 해롭다고 생각하지 않는 사람들은 오히려 가장 적은 사망률을 보였다. 즉, 스트레스에 많이 노출되는 것도 건강에 영향을 줄 수 있지만, 스트레스에 대해 어떻게 생각하고 받아들이느냐가 결정적인 영향을 끼칠 수 있다는 것이다. 이것은 앞의 스트레스 유발 실험 결과와 유사한 결론이다. 이제 좀 감이 오는가. 어떻게 스트레스를 건강하게 만들 수 있는지를!

건강한 스트레스는 당신의 생각과 행동에 달렸다!

이게 무슨 도덕 교과서에나 실릴 이야기냐고 화내는 사람도 있을 것이다. 그런데 하나만 물어보자. 담배를 피운다고 정말 스트레스가 사라지는가? 잠깐 사라지는 것 같은 거 말고 말끔하게 사라지는 것 말이다. 그런 마법의 담배가 있다면 나부터 피울 것이다. 하지만 세상에 그런 담배는 없다. 한 가지 확실한 건 스트레스 자체가 우리네 인생이란 점이다. 그러니 맥고니얼의 '스트레스를 친구로 만드는 법'이 진정 가치가 있는 게 아닐까 싶다. 그러니 이제 무엇을, 어떻게 바꿔야 할지 고민해보자. 내 짧은 생각은 다음과 같다.

우선 생각을 바꾸자! 스트레스 자체를 완전히 차단하는 것은 불가능하다. 여러분이 당장 바꿀 수 있는 것은 스트레스가 건강에 해롭다는 생각 그 자체다. 스트레스가 우리 몸을 기쁨과 용기가 생긴 순간처럼 건강에 이롭게 만들어준다고 생각하자. 생각을 바꾸면 몸도 반응한다. 이건 덕담도, 순진한 바람도 아니다. 실제로 사망률이 변할 수 있다. 우리말에 나쁜 일이 있을 때 '액땜했다'는 표현이 있다. 안 좋은 일을 겪었을 때 좋은 일이 있으려고 그런 것이라 긍정적으로 받아들이는 표현이다. 이제 스트레스를 액땜이라고 생각하면 안 될까? 힘든 일을 겪을 때 "It's lesson!"이라고 외치고 받아들이는 자세가 필요하지 않을까 싶다. 놀랍게도 우리 몸은 이렇게 했을 때 최상의 결과를 가져오는 지혜가 내장되어 있다.

그리고 행동을 바꾸자! 고민거리를 내 안에 쌓아두지 말고 주변에 이야기하고 의지하자. 그리고 동시에 고민에 빠져 있는 주변 사람들에게 내가 도움을 요청한 것처럼 먼저 손을 뻗어보자. 나는 지금 도덕 교과서를 쓰고 있는 게 아니다. 2013년 미국 버펄로 대학교 심리학과 파울린_{Michael J. Poulin} 교수팀은 846명을

5년간 관찰한 결과 주요한 스트레스를 겪은 사람들의 사망률이 30%까지 증가했지만, 타인을 많이 도와줬던 사람들은 주요한 스트레스를 겪은 후에도 사망률이 전혀 증가하지 않았다고 발표했다. 즉, 이타적인 사람은 배우자의 사망과 실직과 같은 힘든 스트레스 상황을 겪는다 하더라도 이것이 건강에 직접적인 해를 가하지 못했다. 이제 무엇을 해야 하는지 알겠는가? 먼저 옆 사람에게 도움을 요청하고, 또 도움을 주어라. 이렇게 수줍게 차근차근 시작하는 것이다. 담배 없이! 스트레스와 손잡고! 앞으로 한 발짝씩! 짝! 짝! 짝!

스트레스 호르몬의 비밀!

여러분 중 옥시토신이라는 호르몬을 들어본 적이 있는가? 옥시토신은 모유 수유를 할 때, 태아분만 시 자궁이 수축할 때 사용되는 뇌에서 분비되는 호르몬으로 알려져 있다. 그런데 옥시토신 역시 스트레스 호르몬의 일종이다. 즉, 우리 몸이 스트레스에 반응을 일으킬 때 옥시토신이 분비된다는 뜻이다. 이것은 큰 의미를 지닌다. 왜냐하면 옥시토신 별명이 '포옹 호르몬'cuddle hormone이기 때문이다.

옥시토신은 사람과 사람 간의 친밀한 관계를 강화시키고, 가족이나 친구들과 신체 접촉을 하고 싶도록 만들어준다. 또한 공감 능력을 강화시키는 것은 물론 자신이 아끼는 사람들을 기꺼이 돕고 지지하도록 하는 것으로도 알려져 있다. 이러니 포옹 호르몬이라는 별명을 가질 만도 하다. 옥시토신은 자폐증 아이에게 분무기 형태로 사용되기도 한다. 옥시토신을 사용한 자폐증 아이는 주변 정보에 관심을 두게 된다.

인간의 행동이 오로지 호르몬의 통제만을 받는다고 말하려는 것이 아니다. 여기서 주목할 점은 우리가 스트레스에 노출되었을 때 우리의 몸은 자신을 좀 더 사회적으로 만들려고 유도한다는 점이다. 어두운 극장 안에 있다가 밖으로 나올 때 우리 눈의 홍채가 자연스럽게 수축하여 강한 빛으로부터 망막을 보호해주는 것처럼 우리 몸은 자신을 안전한 방향으로 유도하고 있다. 옥시토신은 스트레스 상황에 놓인 당신을 지지해줄 그 누군가를 찾을 수 있도록 자극하고, 당신이 느끼는 것을 가슴 속에 쌓아놓는 대신 타인에게 말하도록 자극한다. 즉, 옥시토신은 당신의 삶이 힘들어질 때 자신을 보살펴줄 사람들에게 둘러싸여 있도록 신호를 보내는 것이다. 정말 지혜롭고 신비롭기까지 한 인간의 몸 아닌가? 그런데 옥시토신은 여기에 추가로 천연 항염증작용은 물론, 스트레스를 받는 동안 혈관을 이완시키고 손상된 심장 세포의 재생 및 치유를 도와준다고 한다. 이렇게 우리의 몸은 스트레스에 노출되었을 때 건강을 해치는 쪽으로 작동하기보다는 스트레스로부터 자신을 회복하기 위한 메커니즘을 지니고 있다.

흡연자가 꼭 지켜야 할 19가지 습관

1. 흡연 후 최소 10분이 지난 후 비흡연자와 접촉하자. 흡연 후 10분간은 폐 안에 담배 연기가 남아 있기 때문이다.

2. 담배 연기와의 안전거리는 최소 9m! 간접흡연을 막기 위해서는 최소 9m 이상 떨어진 곳에서 담배를 피워야 한다.

3. 흡연구역은 금연지정건물 출입구로부터 10m 떨어진 곳에서부터 가능하다.

4. 흡연자의 잦은 음주, 기름진 음식, 과다한 칼로리 섭취는 비흡연자보다 훨씬 더 건강에 해롭다.

5. 흡연자는 특히 칼로리, 혈당지수, 소금을 줄여야 한다.

6. 가공하지 않은 자연식품 위주로 섭취하며, 가공식품은 꼭 영양성분을 확인하는 습관을 갖자!

7. 합성비타민 형태로 베타카로틴, 비타민A, 비타민E를 섭취하는 것을 주의하자. 흡연자가 베타카로틴을 합성제제로 섭취하면 폐암 발생률이 증가할 수 있다.

8. 흡연자에게 좋은 녹차, 고추, 당근을 챙겨 먹자!

9. 몸에 이상이 생긴 것을 느끼는 순간 이미 치료 시기를 놓칠 수 있다. 정기적인 검진 그리고 내 몸의 변화에 민감해지자!

10. 억지로 금연을 시도하지 마라! 차근차근 즐겁게 운동하는 취미를 갖는 것부터 시작하자!

11. 자신의 평소 신체활동 수준과 관계없이 그 수준을 넘어서는 활동을 하자. 그

것만으로도 많은 건강상의 이득을 얻을 수 있다.

12. 일주일에 최소 150분 이상의 중강도 운동이나 75분 이상의 고강도 운동을 하라. TV 시청, 게임, 인터넷 사용 등을 줄이고 운동량을 늘리자!

13. 전자담배(액상형, 궐련형)는 일반담배보다 해로움을 줄일 수 있는 가능성이 있다. 하지만 금연보다 효과적이고 절대적으로 안전한 흡연이란 없다는 점을 명심하자.

14. 저타르 담배 선택을 과신하지 마라. 문제는 흡연량이다.

15. 담배 끊기에 늦은 나이란 없다. 언제든 끊는 순간 몸은 좋아진다!

16. 담배를 끊었다고 상상해보라. 만일 끔찍하다면 그건 오히려 지금 즉시 금연이 필요하다는 뜻이다.

17. 지피지기면 백전백승! 나의 흡연 스타일과 의존도를 진단해 개선점을 찾아야 한다.

18. 인터넷, 스마트폰 앱, 금연전화, 보건소, 금연캠프 등 스마트하게 주변 자원을 충분히 활용해서 금연하라!

19. 스트레스 해소에 담배만이 능사는 아니다. 스트레스에 대한 생각과 행동을 바꾸면 스트레스로 건강해진다.

2002년 겨울, 아버지가 담관암과 십이지장암으로 수술을 받으셨다. 날벼락을 맞은 듯했다. 그리고 8년 후 2010년 2월, 처음으로 담배에 관한 책을 세상에 내놓았다. 그 후 큰고모가 폐암으로 돌아가셨다. 그리고 얼마 지나지 않아 딸의 뒤를 따라 할머니도 운명하셨다. 이때는 그저 담담하기만 했다. 이유는 몰랐다. 그저 나에게도 그리고 내 주변의 가족에게도 시간은 멈추지 않고 흐르고 있음을 깨달았다.

그렇게 나이가 들어가나 보다 생각했다. 그리고 시간이 지나 새로이 책을 내놓게 되었다. 그런데 신의 장난처럼 이 책의 초고를 마무리하기 2주 전 작은어머니가 췌장암 말기 진단을 받으셨다. 사연 많은 작은아버지 곁에서 함께 비를 맞고, 또 남편의 유일한 취미 중 하나인 흡연을 하루에 2갑씩 온전히 집 안에서 함께 했던 작은어머니였다. 꼭 그 탓으로 돌리긴 어렵지만 친척 중 진단 결과를 들은 후 내뱉은 한 마디가 가슴에 맺혔다.

"아구! 지겨워."

곁에서 보기에는 남편 때문에 여태껏 힘들게 살아왔는데 이 제는 몸마저 망가졌다고 한탄하는 넋두리 같았다.

이렇게 나에게는 이 책의 탈고가 기쁨보다는 슬픔으로 다가 왔다. 그리고 흡연에 대해, 담배에 대해 왜 그토록 매달리기 시작 했는지 기억을 더듬어 올라갔다. 무엇일까? 한참 모니터를 바라 보았다. 겉으로 보이는 이유 말고, 저 안의 나도 몰랐던 그 무엇. 그런데 한 장의 사진을 보고 생각이 났다. 그동안 너무 뻔해 피 하고 있었던 것이다. 가족의 슬픔, 담담히 받아들이려 했던 그 슬 픔, 너무나 흔해 거기에 빠져 울면 촌스러울까 회피했던 눈물들. 한 명의 죽음은 결코 그 한 명으로 그치지 않았다. 가족은 그런 거였다.

항상 건강하다고 믿고 싶은 마음은 어느 순간 큰 불행으로 전 복될 위험에 놓여 있는 듯했다. 그래서 더 바쁘게, 더 앞만 보고 달리려 했다. 불행이 닥쳐와도 달리던 관성으로 넘어지지 않으려 더 뛰었다. 슬픔에 무뎌지며 사는 동안 삶에 가속도가 붙으니 짜 증과 걱정으로 매 순간 날카로워져 있는 나를 발견했다.

그래서 고민 끝에 큰 주머니 두 개를 준비했다. 마음속에 슬 픔 주머니 하나, 기쁨 주머니 하나. 모든 부정적인 감정은 슬픔 주머니에 넣고, 그밖에 즐거운 감정은 전부 기쁨 주머니에 넣으 려 했다. 이렇게 두 가지 감성만을 느끼려 노력했다. 짜증과 화를 슬픔으로, 쾌감과 사랑을 기쁨으로 느끼려 했다. 책과 드라마와 영화를 통해 틈틈이 감정수업을 했다. 그렇게 감정을 정리하는 작업을 하다 보니 중요한 단어가 떠올랐다. 공감! 슬픔 주머니와 기쁨 주머니는 모두 공감이라는 실로 짜여 있었다.

이 책을 쓰며 가능한 한 공감 에너지를 최대한 충전하려 했다. 단어 하나하나에, 문장마다에 나의 기쁨과 슬픔의 감정이 묻어날 수 있도록. 지나칠 만큼 많은 논문과 자료로 글이 건조하고 딱딱해질 때는 슬픔의 감정이, 이야기하듯 편하고 따뜻하게 읽히는 부분은 기쁨의 감정이 녹아들도록 했다.

결국 이 책은 내가 겪은 삶에 공감해주기를 바라는 편지와도 같다. 시간이 지나 빛바랜 사진 속 인물로 떠나가기 전에 때로는 울고 때로는 웃는 그런 공감 에너지가 서로에게 가족의 이름으로 퍼질 수 있기를 바라면서. 슬픔과 기쁨, 이제 두 가지 감정만을 다시 마음속에 새겨넣고 글을 마무리할까 한다. 모두 건강하길 감히 소망한다.

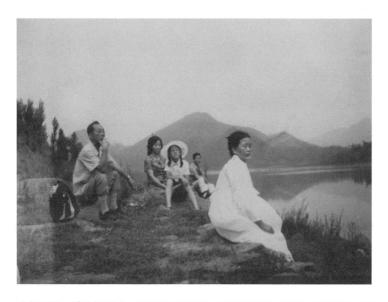

담배를 피우는 좌측의 할아버지는 직장암으로 돌아가셨고, 그 옆의 큰고모는 폐암으로 돌아가셨다. 그리고 맨 뒤 앉아 있는 작은아버지는 당뇨와 뇌졸중을 앓고 계시다. 맨 앞의 할머니만이 건강하게 93세의 나이로 운명하셨다. 그리고 이 사진을 찍은 저자의 아버지는 담관암과 십이지장암으로 큰 수술을 받으셨다. 할머니만 제외하고 모두의 공통점에는 담배가 놓여 있다.

| 주석 |

1. 서울대학교 소아정신건강의학과 조수철 교수팀은 심리의학지 〈Psychological Medicine〉(2012. 5)를 통해 간접흡연이 아동의 주의집중기능 및 학습능력에 부정적인 영향을 미친다는 사실을 발표했다. 이 연구는 서울, 성남, 인천, 울산, 연천 등 5개 지역에서 초등학교 3~4학년 1,089명을 대상으로 2008년부터 2009년까지 진행되었다. ADHD로 진단됐거나 의심되는 아이들의 경우 정상인 아동으로 분류된 아이들에 비해 소변 내 코티닌 농도가 1.7배 정도 높게 나타났다고 한다. 물론 어떻게 아이들에게 니코틴이 흡수됐는지에 대한 정보는 없다. 하지만 상식적으로 초등학교 3~4학년 학생이 담배를 피우지 않았다는 점과 그런 아이들 앞에서 부모나 가족이 담배를 피우지 않았다는 것을 가정한다면, 제3의 흡연이 가장 예측 가능한 니코틴 흡수 경로일 것이다.

2. 카페에서 실제 측정된 미세먼지 수치는 담배를 피웠을 때 금연구역 34μg/㎥, 흡연구역 712μg/㎥, 흡연구역 문을 열었을 때 금연구역의 수치는 269μg/㎥이었다.

3. 서울대학교 환경보건학과 이기영 교수팀이 담배 연기가 외부에서 얼마만큼 확산될 수 있는지를 측정하여 국제학술지 〈Nicotine & Tobacco Research〉(2014. 4)에 발표했다.

4. 2014년 7월 8일 환경부 국립환경과학원이 발표한 '흡연과 미세입자 거동 특성 연구'를 참조했다.

5. 2014년 9월 18일 질병관리본부를 통해 발표되었다. 전국 3,182가구가 참여하고, 참여자 수만 8,018명에 달하는 대규모 조사였다.

6. 동국대학교 서상연 교수 연구팀은 국민건강영양조사 제4기(2007~2009) 자료를 분석하여 성인 남성 흡연자(흡연율 46.6%)의 식습관에 대해 2013년 대한의학회 학술지 〈JKMS〉에 발표하였다.

7. 김선미 외, 〈흡연과 건강 생활 습관과의 연관성에 관한 연구〉, 가정의학회지, 1996.

8. 최미경 외, 〈충남지역 남자 대학생의 흡연상태에 따른 식사섭취 실태조사〉(P-21), 대한지역사회영양학회 춘계학술대회, 2001.

9. 정은희, 〈중학생의 흡연실태와 흡연에 따른 식습관 차이〉, 대한지역사회영양학회, 2002.

10. 송영미 외, 〈고등학생 흡연자와 비흡연자의 1일 영양소 및 간식 섭취〉, 대한지역사회영양학회, 2008. 흡연군은 '피워본 적 있다', '가끔 피운다', '매일 피운다'를 선택한 학생들을 말하며, 조사 당시 남학생 중 흡연군은 49.4%(이 중 34.2%는 매일 피운다)였으며, 여학생은 36.6%(14.6%는 매일 피운다)였다.

11. Hila Katz · Tamir Katz, "A Smoker's Guide to Health & Fitness", THK Publications, 2013.

12. 영국 National Health Service(NHS)의 'Eight tips for health eating' 참고.

13. 미국 암학회의 'American Cancer Society guidelines on nutrition and physical activity for cancer

prevention'(2012년) 참고.

14. 이 결과는 2007년 덴마크 젤라코비치 박사 연구팀에 의해 발표됐다. 이와 관련해서 최근 국립암센터 발
    암성 연구팀 가정의학과 의사 명승권이 〈비타민의 불편한 진실〉(CBS 〈세상을 바꾸는 시간〉, 111회)
    에서 알기 쉽게 설명하고 있다. 꼭 한번 인터넷으로 검색해 시청해보길 권한다.

15. 이선희 외, "Six-week supplementation with Chlorella has favorable impact on antioxidant status in
    Korean male smokers", Nutrition, 2010.

16. Ning Li et al, "Almond Consumption Reduces Oxidative DNA Damage and Lipid Peroxidation in Male
    Smokers", The Journal of Nutrition, 2007.

17. 강명희 외, "Green vegetable drink consumption protects peripheral lymphocytes DNA damage in
    Korean smokers", Biofactors, 2004.

18. Margaret Wright et al, "Development of a Comprehensive Dietary Antioxidant Index and Application to
    Lung Cancer Risk in a Cohort of Male Smokers", American Journal of Epidemiology, 2004.

19. Iman A. Hakim et al, "Effect of Increased Tea Consumption on Oxidative DNA Damage among
    Smokers: A Randomized Controlled Study", Journal of Nutrition, 2003.

20. 이병무 외, "Inhibition of oxidative DNA damage, 8-OHdG, and carbonyl contents in smokers treated
    with antioxidants(vitamin E, vitamin C, b-carotene and red ginseng)", Cancer Letters, 1998.

21. Mavis Abbey et al, "Dietary Supplementation With Orange and Carrot Juice in Cigarette Smokers
    Lowers Oxidation Products in Copper-Oxidized Low-Density Lipoproteins", Journal of the American
    Dietetic Association, 1995.

22. Hila Katz · Tamir Katz, "A Smoker's Guide to Health & Fitness", THK Publications, 2013.

23. 대한암협회·한국영양학회, 《항암식탁프로젝트》, 비타북스, 2009.

24. 국민건강영양조사 제6기 1차년도, 보건복지부 질병관리본부, 2013.

25. 2010년 강기원 등 서울대학교 예방의학 교실팀이 2005년 국민건강영양조사 결과를 분석해서 흡연과
    음주, 운동습관의 군집현상에 대해 발표한 내용을 참조하였다.

26. 한림대학교 성심병원 가정의학과 오영혜 교수팀은 4.48년 간 하루에 담배 1갑을 피운 한국 성인 남성
    의 폐 나이가 1세씩 더 감소했다는 연구논문(〈The Association of Lung Age with Smoking Status in
    Korean Men〉, 대한가정의학회지, 2014)을 발표했다.

27. 여기서 소개한 폐활량 측정법은 인터넷 사이트 www.biologycorner.com/worksheets/lungcapacity.html 를 참조하였다.

28. 본 공식은 "Normal Predictive Values of Spirometry in Korean Population"(Choi JK · Paek D · Lee JO in Tuber Respir Dis, 2005)를 참고하였다.

29. 박정래 외, 〈전자담배는 안전한 담배인가?-안전성과 금연 효과를 중심으로〉, 대한금연학회지, 2011.

30. Thomas J. Glynn, "E-Cigarettes and the Future of Tobacco Control", A Cancer Journal of Clinicians, 2014.

31-1. Bullen C, Howe C, Laugesen M, McRobbie H, Parag V, Williman J et al. Electronic cigarettes for smoking cessation: A randomised controlled trial. Lancet 2013 Sep 9.
31-2. http://www.mfds.go.kr/brd/m_99/view.do?seq=42316
31-3. 인터넷 사이트 〈금연길라잡이〉 중 '흡연의 위험성' 부분에서 참고함. https://www.nosmokeguide. go.kr/lay2/bbs/S1T33C109/H/22/view.do?article_seq=800670&tag_name=&cpage=1&rows=10&co ndition=&keyword=&cat=&m=1

32. 영국(British Doctors' Study; 1951~71년 대 1971~91년 비교)과 미국(Cancer Prevention Study; 1959~65년 대 1982~88년 비교)에서 각각 시행된 연구 결과다.

33. 이철민·조희경, 〈담배 해로움 줄이기〉, 가정의학회, 2007.

34. 1982년 시작된 미국의 암 예방 연구(Cancer Prevention Study).

35. Gallus et al, "Tar yield and risk of acute myocardial infarction: pooled analysis from three case-control studies", European Journal of Cardiovascular Prevention&Rehabilitation, 2007.

36. 이언숙·서홍관, 〈금연 시도자 중 금연 성공과 관련된 요인들〉, 가정의학회, 2007.

37. 이재상 외, 〈2년 이상 금연의 유지 양상 및 재흡연과 관련된 요인〉, 가정의학회, 2009.

38. 대한금연학회 추계학술대회 자료집(2009).

39. Robert A. Hahn · Marcia C. Inhorn, "Anthropology and Public Health(2nd edition)", Mark Nichter · Mimi Nichter et al, 'Anthropological Contributions to the Development of Culturally Appropriate Tobacco Cessation Programs: A Global Health Priority', 2009.

40. 리처드 클라인, 허창수 옮김, 《담배는 숭고하다》, 페이퍼로드, 2015.

41. Allan Brandt, "Cigarette Century", Basic Books, 2009.

42. Clive Bates, Gregory N Connolly, Martin Jarvis, "Tobacco Additives: Cigarette Engineering and Nicotine Addiction", ASH, 1999.

43. 변영돈, 《스탠퍼드 1회 최면치료 : 불면, 불안, 동통, 스트레스, 금연, 비만 등의 조절》, 변영돈신경정신과 (비매품), 2009, 허버트 스피겔·데이비드 스피겔, 이준석 옮김, 《임상최면요법》, 하나의학사, 1978, 이준석, 《임상최면요법》, 하나의학사, 2002.

44. H. E. STANTON, "A One-Session Hypnotic Approach to Modifying Smoking Behavior", Vol. XXVI, No.1, The International Journal of Clinical and Experimental Hypnosis, 1978, pp.22~29.

45. 주요 내용은 D. Corydon Hammond, "Handbook of Hypnotic Suggestions and Metaphors"(W. W. Norton&Company, 1990)을 참고했음을 밝힌다.

46. 2009년 7월 6일 식품의약품안정청의 금연보조제 바레니클린, 부프로피온에 대한 의약품 안전성 서한.

47. 캐나다 CBC 뉴스 2014년 11월 19일자 기사, "Smoking cessation drug bupropion may cause more harm than thought".

48. www.npr.org/blogs/health/2014/07/07/325946892, 'The Secret History Behind The Science Of Stress.'

49. 영국 랭커스터 대학교 케리 쿠퍼(Cary Cooper) 교수가 개발한 '스트레스 방정식' 모델이다.

나는 현명한 흡연자가 되기로 했다

초판 1쇄 발행 2015년 9월 17일
개정증보판 1쇄 발행 2022년 6월 15일

지은이 김관욱
펴낸이 이범상
펴낸곳 (주)비전비엔피·애플북스

기획 편집 이경원 차재호 김승희 김연희 고연경 박성아 최유진 김태은 박승연
디자인 최원영 이상재 한우리
마케팅 이성호 최은석 전상미 백지혜
전자책 김성화 김희정 이병준
관리 이다정

주소 우) 04034 서울특별시 마포구 잔다리로7길 12 (서교동)
전화 02) 338-2411 | **팩스** 02) 338-2413
홈페이지 www.visionbp.co.kr
인스타그램 www.instagram.com/visionbnp
포스트 post.naver.com/visioncorea
이메일 visioncorea@naver.com
원고투고 editor@visionbp.co.kr

등록번호 제313-2007-000012호

ISBN 979-11-90147-47-7 14510
      979-11-86639-09-2 (SET)

도서에 대한 소식과 콘텐츠를
받아보고 싶으신가요?